HANS-JOACHIM MAAZ

Die neue Lustschule

SEXUALITÄT UND BEZIEHUNGSKULTUR

VERLAG C.H.BECK

© Verlag C. H. Beck oHG, München 2009
Gesamtherstellung: Druckerei C. H. Beck, Nördlingen
Umschlagabbildung vorne: © Jonathan Kirn/
The Image Bank/Getty Images
Umschlagabbildung hinten: © Dirk von Nayhauß
Umschlagentwurf: www.kunst-oder-reklame.de
Gedruckt auf säurefreiem, alterungsbeständigem Papier
(hergestellt aus chlorfrei gebleichtem Zellstoff)
Printed in Germany
ISBN 978 3 406 59115 0

www.beck.de

INHALT

VORWORT

Es gibt unzählige mediale Angebote zum Thema «Sexualität». Manchem mag es vorkommen, als lebten wir in einer sexualisierten Gesellschaft. Aber das ist nur der äußere Schein.

Die sogenannte Aufklärung und das hergebrachte Wissen über Sexualität vernachlässigen weitgehend die Lustfähigkeit und die Beziehungskultur. Der boomende Sexmarkt ist für mich eher ein Indiz für umfassende Lust- und Beziehungsstörungen; was im Gefühl und im Kontakt nicht mehr gelingt, soll auf dem Weg über Techniken und Pharmakologie, durch eine «hysterisierende Geilheit» ausgeglichen werden. In meiner psychotherapeutischen Praxis bin ich erschüttert darüber, wie weit verbreitet immer noch Scham- und Schuldgefühle, ungenügendes Wissen, falsche Vorstellungen und Erwartungen in sexuellen Angelegenheiten sind, was immer auch mit Lust- und Beziehungsstörungen verbunden ist. Die gesellschaftliche Liberalisierung der Sexualität hat noch längst nicht zu lustvollen sexuellen Beziehungen geführt. Mitunter ist sogar das Gegenteil eingetreten, wenn idealisierende oder fragwürdige sexuelle Darstellungen normativen Charakter annehmen und die individuelle Realität dann nur noch als minderwertig erlebt wird. So, wie der pervertierte Schlankheitswahn selbst Normalgewichtige in die Diätfalle treibt, so trägt die vermarktete Sexualität zur Verleugnung der wirklichen

Lustbehinderungen bei, die sich gerade nicht mit «Beate Uhse» beheben lassen.

«Sexuelle Reife» ist ein ganzheitliches und integriertes Geschehen, das neben der körperlichen auch eine seelische, soziale sowie spirituelle Dimension hat. Die Beantwortung der Frage, wie viele Menschen in einer Gesellschaft sexuelle Reife erreichen, zeichnet immer auch ein Bild der gesellschaftlichen Verhältnisse; denn viele dafür charakteristische Faktoren wie die materiellen Grundlagen, der Grad sozialer Anerkennung, die Kultur des Zusammenlebens und ethische Normen und Werte üben auch auf den Gesamtkomplex «Sexualität» unmittelbaren Einfluss aus. Mein publizistischer Werdegang nach der Wende in der DDR folgt insofern einer Entwicklungslogik, als nach der Abrechnung mit einer erneut pervertierten Gesellschaft – in den drei Büchern «Der Gefühlsstau», «Das gestürzte Volk» und «Die Entrüstung»* – die Fragen nach den tieferen Ursachen gesellschaftlicher Fehlentwicklungen immer drängender wurden. Eine Gesellschaftspathologie setzt voraus, dass eine Mehrheit der Bevölkerung daran beteiligt ist. Der beruhigende Gedanke, dass nur eine kleine verdorbene, korrupte und böse Obrigkeit ein Volk aus anständigen, guten und ehrlichen Bürgern drangsaliert, ist eine Wunschfantasie. Das Zusammenspiel der Mächtigen mit den Massen spiegelt immer die vorherrschende psychosoziale Ausstattung der Menschen wider, die sie in ihrer Entwicklung erworben und ausgestaltet haben. Aus der Frage nach den entwicklungspsychologisch begrün-

---

* «Der Gefühlsstau. Ein Psychogramm der DDR», mehrere Auflagen seit 1990; Jubiläumsausgabe im Frühjahr 2010, C. H. Beck: München; «Das gestürzte Volk oder die verunglückte Einheit», Argon: Berlin 1991; «Die Entrüstung. Deutschland, Deutschland. Stasi, Schuld und Sündenbock», Argon: Berlin 1994.

deten Frühstörungen, die ich erstmals in dem Buch «Der Lilith-Komplex»* behandelt habe, ergibt sich die nach deren späteren Folgen in Partnerschaft und Elternschaft (das Thema von «Die Liebesfalle»**). Die Störungen werden an die Kinder weitergegeben, die später über die Entwicklung der gesellschaftlichen Verhältnisse bestimmen. Und in der Sexualität bilden sich schließlich die Möglichkeiten und Behinderungen des Sozallebens wie in einem Brennpunkt ab. Die Zukunft einer Gesellschaft hängt ganz wesentlich davon ab, wie Kinder betreut werden, auf welche Weise das Gefühls- und Sexualleben gefördert und inwiefern Beziehungskultur verstanden und gepflegt wird. Thematisch haben meine Publikationen einen Weg vom Gesellschaftlichen zum Intimsten zurückgelegt, und das vorliegende Buch dreht sich vollständig um den letzteren Bereich. Gerade das Intime ist jedoch als Basis für die Qualität der Gesellschaft zu verstehen.

Ich habe hier mein Erfahrungswissen aus etwa 40 Jahren ärztlicher und psychotherapeutischer Tätigkeit zusammengefasst. Dabei war die Plattform des CIT (Choriner Institut für Tiefenpsychologie und psychosoziale Prävention), das ich seit seiner Gründung leite, mit seinen Angeboten für die Arbeit mit Männern und Frauen, für Partnerschaft und Sexualität und als Elternschule eine unschätzbare Bereicherung an intimsten Erfahrungen. So habe ich allen Mitgliedern des CIT und allen Workshop-Teilnehmern aufs Herzlichste für ihre Arbeit und für ihre Ehrlichkeit und Offenheit der Selbstreflexion und der Erkenntnisbereit-

---

* «Der Lilith-Komplex. Die dunklen Seiten der Mütterlichkeit», C. H. Beck: München [5]2004.
** «Die Liebesfalle. Spielregeln für eine neue Beziehungskultur», C. H. Beck: München [4]2009.

schaft in kritischen Analysen zu danken. Ganz besonders will ich meine Partnerin, Dr. Ulrike Gedeon, hervorheben, die mit ihren engagierten Angeboten für Frauen und Mütter wesentliche Erkenntnisse und Erfahrungen aus dem «weiblichen Sektor» von Sexualität und Beziehung für dieses Buch beigetragen hat. Ohne sie wäre «Die neue Lustschule» nicht möglich geworden.

EINFÜHRUNG

In unserem Leben haben Probleme mit der Sexualität einen zentralen Stellenwert. In der Psychotherapie geben sexuelle Störungen wichtige diagnostische Hinweise auf innerseelische und beziehungsdynamische Konflikte. Darüber hinaus zählt die Verbesserung des sexuellen Erlebens zu den wesentlichen therapeutischen Anliegen. Es gibt nun einmal keine menschlichen Probleme, die sich nicht auch in der Sexualität niederschlagen und ausdrücken würden. Gelingt es, die sexuelle Zufriedenheit zu verbessern, hat das immer auch positive Auswirkungen auf den ganzen Menschen und sein Sozialverhalten.

Sexualität ist ein Geschehen, an dem kein Mensch vorbeikommt, aber leider gibt es nach wie vor keine ausreichend gute Anleitung für diese so wichtige wie angenehme Angelegenheit. Unwissen, Halbwissen, Vorurteile, Missverständnisse, Einseitigkeiten, Fehlentwicklungen und Störungen sexueller Funktionen sind immer noch weit verbreitet, obwohl oder gerade weil es inzwischen eine Unmenge an für jeden verfügbaren sexuellen Informationen und Darstellungen gibt.

Meiner Einschätzung nach wird über die Konzentration auf die Äußerlichkeiten des Geschlechtslebens häufig das Wichtigste, das sexuelle Innenleben, vernachlässigt. In vielen Fällen können wir davon ausgehen, dass Behinderungen des inneren Erlebens – vor allem der Lust – kompensatorisch

durch äußere Anregungen und künstliche Reize ausgeglichen werden sollen. Diesem Typ von Fehlentwicklung
begegnen wir oftmals in unserem Verhalten und unseren
sozialen Organisationen: Innere Not und Befriedigungs-
defizite sollen durch äußere Animation, durch materielle
Besitztümer, durch Macht und besonderes Ansehen kompensiert und die innerseelischen Spannungen auf äußere –
häufig künstlich aufgebaute – Feindbilder projiziert werden.
Das gilt auch für Partnerschaften und das Sexualleben, wenn
der Partner dazu gebraucht wird, um innere Spannungen
abzureagieren oder innere Nöte und Defizite zu lösen bzw.
zu kompensieren.

Solche Projektionen sind weit verbreitet: Sie beginnen
schon in den Familien, die ihr «schwarzes Schaf» hervorbrin-
gen, setzen sich fort beim Außenseiter in der Schule, mit
dem enttäuschenden Partner, dem ungerechten Vorgesetz-
ten, dem bösen Nachbarn, dem politischen Gegner und dem
Feind, der die ganze Gesellschaft bedroht. Vermieden werden soll auf diese Weise die Einsicht in die eigenen Schwierigkeiten, in die eigenen Fehler und Begrenzungen. Diese
weit verbreitete Vermeidungsstrategie kann für die individuelle Gesundheit und das soziale Zusammenleben auf
Dauer verhängnisvolle Konsequenzen haben. Denn Wahrheiten, die unerkannt bleiben oder verleugnet werden, können aus unbewusster Tiefe Erkrankungen hervorrufen oder
destruktives Sozialverhalten bewirken.

Die Fülle sexueller Probleme, wie ich sie in 40 Jahren psychotherapeutischer Tätigkeit kennenlernen konnte (und leider auch musste), haben mich zu diesem Buch motiviert. Ich
möchte mit ihm Hinweise darauf geben, wie sexuelle Unzufriedenheit begründet sein, aber auch wie sie überwunden
werden kann. Dabei haben sich mehrere Problemfelder gezeigt, die ich hier einführend erwähnen will und um deren

tieferes Verstehen ich mich in den nachfolgenden Ausführungen bemühe:

1. Sexualität darf nicht vom Leistungsdenken beherrscht sein. Es geht nicht darum, viel zu «machen», sondern zu lernen «zuzulassen». Insofern ist die Sexualität ein Hauptgegenspieler der eskalierenden Leistungsgesellschaft und wird deshalb bei allen kränkeln, die sich dem Leistungsdruck zu sehr ausliefern oder ihn sogar anheizen. Andererseits kann Sex einen angenehmen Ausgleich zu einem stressreichen Leben herstellen und eine wichtige Regulationsfunktion bei den unvermeidbaren Anstrengungen des Lebens übernehmen.

2. Sexualität eignet sich nicht als Instrument für Geltung, Macht, Kontrolle, Strafe oder Rache. In vielen Fällen sexueller Störungen dominieren solche seelischen Motive, angelockt durch die Chance, eine intime Situation, in der sich der andere einem ausliefert, zu missbrauchen. Wer sexuelle Lust im ganzheitlichen Sinne erreichen will, sollte sich zuerst darum bemühen, innerseelische und Beziehungskonflikte zu erkennen und aufzulösen.

3. Sexuelle Bedürfnisse oder Aktivitäten sind stets ein Gemisch aus triebhaft-biologischen und kulturell-psychosozialen Vorgängen. Es geht immer um die Abstimmung von Kopf, Herz und Genitalien. Ein in Partnerschaften sehr häufig anzutreffender Typ von Konflikt kommt dadurch zustande, dass Zärtlichkeiten, körperliche Nähe und Berührungen gesucht werden, aber Sex gemacht wird. Dann wird Sexualität wie ein «Zahlungsmittel» für Geborgenheit benutzt. Dies beeinträchtigt das lustvolle Erleben, belastet die partnerschaftliche Abstimmung und lässt das Sehnsuchtsbedürfnis am Ende doch wieder nur enttäuscht und unerfüllt zurück. Im Idealfall finden zärtliche und geile Bedürfnisse zueinander. Auf dem Weg dorthin müssen diese unter-

schiedlichen Bedürfnisse aber verstanden worden sein, um sie auseinanderhalten und auch getrennt befriedigen zu können. Nicht selten geht es dann darum, in schmerzvoller Einsicht auf unerfüllbare Sehnsucht verzichten zu lernen, um damit nicht gegenwärtige Beziehungen zu belasten und reale Lustchancen zu vergeben.

4. Die Spaltung von Liebe und Sex ist ein großes Thema gestörter Sexualität und konfliktgeladener Beziehung. Die eigene Liebesfähigkeit hängt sehr stark von der Liebe ab, die man als Kleinkind erfahren hat. Der erlittene Liebesmangel wird fast regelmäßig in die Partnerschaften hineingetragen, in der Hoffnung, dass es dort endlich zur ersehnten Erfüllung kommt, die aber nachträglich nie mehr wirklich gelingen kann. Auf diese Weise wird die Liebeshoffnung häufig sexualisiert: Der Sex soll dann die Liebe ermöglichen. Das muss Konflikte ergeben. Erlebter Liebesmangel lässt sich nur als leidvolles Defizit emotional verarbeiten. Eine von früher Sehnsucht befreite partnerschaftliche Sexualität, die Lustentfaltung und Entspannung ermöglicht, ist dagegen eine großartige Chance für eine dankbare, durch gegenseitige Anerkennung getragene Beziehung, die im Miteinander die Partnerschaft reifen und alte Wunden verheilen lässt. Wenn klar geworden ist, dass kein Partner den elterlichen Liebesmangel auszugleichen vermag, wird der Beziehungsraum frei für gegenwärtige und reale liebevolle Zuwendung und Bestätigung. Sie schaffen die Voraussetzungen dafür, dass über Beziehungslust und Körperlust reale Liebe und Sexualität zueinanderfinden und sich gegenseitig stabilisieren. Reale Liebe ist immer weniger als die Sehnsuchtsliebe, bietet aber stets auch mehr Befriedigung, als wenn Enttäuschung und Frust eine Partnerschaft chronisch belasten.

5. Dadurch wird auch verständlich, dass jeder Einzelne für die Gestaltung seiner Sexualität und Lusterfahrung

selbst verantwortlich ist. Man kann diese Aufgabe nicht delegieren und die Verbesserung eigener Probleme vom Sexualpartner erwarten.

6. Wir müssen zwischen Sexualität im Dienste der Fortpflanzung und im Dienste der Lust unterscheiden. Beides kann sich erheblich beeinflussen: Ein Kinderwunsch kann die Lust entfachen, Angst vor Schwangerschaft die Lust töten. Deshalb sollte die Frage potenzieller Schwangerschaft zwischen den Partnern immer gut abgesprochen und miteinander geklärt sein. Wenn Kinder kommen, bevor die sexuelle Lust entdeckt und entfaltet werden konnte, bleibt das ein belastendes Defizit für die weitere Entwicklung partnerschaftlicher Sexualität; denn die Betreuung von Kindern wird die Eltern immer in besonderer Weise beanspruchen und wenig Zeit und Raum für sexuelle Erfahrungen lassen. Viele Elternpaare sind schon froh, wenn sie auch nur kurz ungestört Zeit füreinander finden und dabei nicht zu erschöpft und abgelenkt sind («mit einem Ohr bei den Kindern»). Schwangerschaften haben manchmal auch die Funktion, sexuelle Lust- und Hingabestörungen – Näheängste – zu überdecken und mit dem Hinweis auf den besonderen «Zustand» oder die Mühen der Kinderbetreuung die Sexualität so weit als möglich zu vermeiden. In dem Fall, in dem die sexuelle Beziehung vor allem narzisstische Bedürfnisse befriedigen soll, wird die Fortpflanzung im besonderen Maße zur Last und aus diesem Grund häufig vermieden und versäumt.

7. Sexualität ist einerseits eine großartige Möglichkeit – und häufig der einzige verbleibende Freiraum –, Gefühle zu zeigen und den Kontakt zu natürlichen, vegetativen Prozessen zu pflegen. Andererseits stellt sie für viele ein besonderes Risiko dar, in Angst zu geraten und dadurch verletzt zu werden, dass man sich öffnet und Kontrollverlust zu-

lässt. Sexualität birgt immer die Gefahr in sich, unerwünschte Gefühle, seien sie angst- oder lustvoller Art, zu aktivieren, was die Hingabe natürlich erheblich beeinträchtigen kann. Lustangst ist ein trauriges Thema und leider eine häufige Realität.

8. So müssen wir zwischen *sexueller Aufgeklärtheit*» und *sexueller Reife* unterscheiden. Sexuelle Reife ist nicht durch Wissen, Technik und vielfache Erfahrungen zu erreichen, sondern muss als eine Lebens- und Seinsweise verstanden werden, in der ganzheitliche – somato-psycho-sozio-spirituelle – Vorgänge integriert zum Ausdruck kommen. Zur sexuellen Reifung gehört die Verarbeitung der Konflikte und Defizite der eigenen Lebensgeschichte, wozu auch die kritische Auseinandersetzung mit den kulturellen Normen und den partnerschaftlichen Möglichkeiten und Begrenzungen zählt. Sexualität und Persönlichkeit sind nicht voneinander zu trennen. Sexualität ist nicht nur eine abgegrenzte intime Freizeitbeschäftigung, sondern eine spezifische Form des Seins, im Sinne eines Lebens in den natürlichen Rhythmen, im Spannungsbogen von Machen und Lassen, von Geben und Nehmen und mit dem möglichen Zugang zu liebevoller Nähe und angstfreier Eigenständigkeit.

9. Sexuelle Störungen bestehen aus Funktionsstörungen, Beziehungsstörungen und Befriedigungsstörungen (Luststörungen). Die Quantität und Qualität möglichen Lusterlebens lässt sich als «orgastische Potenz» beschreiben, was mehr meint als lustvolles Benutzen der Sexualorgane. So muss beim Manne zwischen erektiver, ejakulativer und orgastischer Potenz unterschieden werden und in vergleichbarer Weise zwischen Erregungslust, Loslasslust und ganzheitlich strömender Potenz bei der Frau. So verstanden gibt es einen begrenzten «genitalen Orgasmus» und einen «ganzheitlichen Orgasmus», der den ganzen Körper und die Bezie-

hungslust mit einschließt. Die verbreitete Ansicht, ein vollständiger Orgasmus lasse sich allein über die Sexualität entwickeln, ist falsch. Eher trifft schon zu, dass ein gesundes Leben im umfassenden Sinne auch die Chancen für «orgastische Potenz» verbessert. Über ein «gesundes Leben» kann man sicher unterschiedlicher Meinung sein. Aber ohne das Bemühen, Leib und Seele, Natur und Kultur, Denken, Fühlen und Handeln, Rationalität und Emotionalität in Übereinstimmung zu bringen, ist «gesundes Leben» nicht wirklich zu erreichen. Wir alle sind in unserer Sozialisation davon mehr oder weniger weit entfernt. Dies bedeutet auch Einbußen an sexueller Lustentfaltung sowie eine entsprechend eingeschränkte Entspannungswirkung. Wissen ist kein Ersatz für Gefühle – intensive Gefühle sind kein Ersatz für Handeln – Handeln ist kein Ersatz für Sinn. Wissen ohne Gefühle kann zu einer destruktiven Gefahr werden, Fühlen ohne Handeln neigt zu weltfremder Versponnenheit, Handeln ohne Moral wird leicht verbrecherisch. Sexualität ohne Wissen bleibt Ungeschick, Sexualität ohne Gefühl herzloses «Abbumsen», Sexualität ohne aktives Handeln ein enttäuschtes «Sehnsuchtsloch». Und eine Sexualität ohne kritisch-reflektierte Einordnung in die individuelle Lebensweise, ohne Verantwortlichkeit und ohne Auseinandersetzung um Wert und Kultur des Sexuallebens bleibt auf dem Niveau sinnentleerter Funktionalität, wie sie uns in pornographischen Darstellungen begegnet. Nichts ist weiter entfernt von sexueller Reife als Pornographie.

Junge Menschen vor den Zeiten medialer «Aufklärung» litten an Unkenntnis, Scham und Unsicherheit. Die heutigen Jugendlichen leiden hingegen häufig an Fehlinformationen. Ihr Denken kreist einerseits um sexuelle Techniken, extreme Spielarten und Intimmode, andererseits um die Angst vor

17

möglicher Infektion. Vernachlässigt hingegen werden die Fragen, die ich in diesem Buch besonders hervorhebe: Sex in liebevoller Beziehung, eine ganzheitliche Lustschule und eine verantwortliche Sexkultur.

I. DER WILLE ZUR LUST

Für die Fortpflanzung ist Sexualität ein Muss. Die Lust aber braucht vor allem den Willen. Lust ist nicht selbstverständlich, Lust geschieht nicht einfach, Lust muss gewollt und erarbeitet werden. Wenn die Faszination des Anfangs abklingt, wenn die Lust abflacht, die mit dem Erregungszustand des intimen Kennenlernens und des Ausprobierens verbunden ist, und die lusttragenden Phantasien sich an der Realität abkühlen – wenn also Gewohnheit und Langeweile drohen, wenn der Gedanke kommt: «Das kann es noch nicht gewesen sein!», dann brauchen wir den Willen, an der eigenen Lustfähigkeit in dieser Beziehung zu arbeiten und Gleiches dem Partner zuzumuten.

Der Schlüssel gegen die erotische Abkühlung ist die Lust. Die Lustfähigkeit sichert das sexuelle Interesse und die dankbare Zuneigung zum Partner. Luststörungen dagegen sind das Grab der Sexualität und häufig auch der Beziehung. Die innerseelischen und beziehungsdynamischen Gründe der Lustbehinderung zu verstehen ist ein Hauptanliegen dieses Buches. In diesem Kapitel geht es mir darum, verständlich zu machen, dass die Lustfähigkeit sowohl körperlich als auch psychisch und beziehungsdynamisch erarbeitet werden muss. Dazu gehören Wissen, die Befreiung von falschen Vorstellungen, Einschüchterungen und Verboten, es sind Übungen und Erfahrungen nötig und darüber hinaus der ehrliche Austausch mit dem Partner über das, was man möchte, was hilfreich ist und was man gar nicht will, was einen ängstigt, bedroht oder verletzt.

In Bezug auf Sexualmoral und sexuelle Praxis haben wir gesellschaftlich ein hohes Maß an Liberalisierung erreicht. In der öffentlichen Meinung herrscht die Einstellung vor: Es ist alles erlaubt, was gefällt – vorausgesetzt, es besteht partnerschaftliche Zustimmung, ohne Gewalt und Erpressung. Auch die Grenzen des Zulässigen sind allgemein anerkannt: Inzest, Pädophilie und Vergewaltigung sind mit vollem Recht strafbare Handlungen.

Es ist von hohem Wert, dass die sexuelle Praxis in ihrer großen Variabilität weitgehend toleriert wird und die spießigen Vorurteile und Abwertungen nur noch am «Stammtisch» und in der «Gerüchteküche» Bedeutung haben, aber einem nicht mehr wirklich die sexuelle Freiheit nehmen. Wer es mit wem und wie und wie oft treibt, sind zwar immer noch beliebte Themen, die aber oft nur noch als Transportmittel versteckter Wünsche und Phantasien dienen.

Wir haben uns nahezu darauf geeinigt, die erheblichen Unterschiede möglicher sexueller Orientierung für «normal» zu halten, und vermeiden alle Arten diesbezüglicher Diskriminierung. Diese Toleranz ist ein großer gesellschaftlicher Fortschritt. Sie schließt aber nicht aus, dass über entwicklungspsychologische Hintergründe und Motive für sexuelle Orientierung, für Vorlieben, Abneigungen und individuelle Praktiken durchaus reflektiert werden darf. Nachzufragen ist erlaubt, vor allem dann, wenn Leidensdruck bei einem der Sexualpartner entsteht, der die Lust behindert und die Zuneigung zerstört.

An einem eher banalen, aber sehr verbreiteten Konflikt sei dies näher erläutert. Man kann zum Beispiel die Häufigkeit von Geschlechtsverkehr statistisch erfragen. In aller Regel liegt das Ergebnis bei durchschnittlich zwei- bis dreimal pro

Woche, aber es ist ebenso völlig normal, wenn jemand jeden Tag Sex hat oder ein anderer nur einmal im Monat oder noch seltener. Der nächste Erkenntnisschritt aber läge im Verstehen, warum das jeweils so ist. «Ich möchte täglich Sex, weil ...» «Ich brauche höchstens einmal im Monat Sex, weil ...» Mit der Beantwortung solcher Fragen wird die jeweilige konkrete Situation auf mögliche Hintergründe und Zusammenhänge fokussiert, die helfen können, an möglichen Lustbehinderungen zu arbeiten oder auch besser zu verstehen, worin die individuelle Frequenz begründet sein könnte und ob damit irgendwelche Probleme signalisiert werden. Sowohl die Übernahme von Verantwortung für die eigene Lustfähigkeit als auch die Erkenntnis individueller Begrenzungen können hilfreich sein und zur Lösung von Konflikten beitragen. Konkret heißt das zum Beispiel, nicht den Partner zu beschuldigen und von ihm Reaktionen und Veränderungen zu erwarten, im Vertrauen darauf, auf diese Weise die eigenen Probleme lösen zu können. Leider sieht die Realität anders aus: Nur zu oft wird die Erkenntnis der eigenen Schwierigkeiten dadurch abgewehrt, dass man den Partner Vorwürfen aussetzt oder an seine Person allzu große Erwartungen knüpft und auf diese Weise zusätzliche Beziehungsprobleme schafft.

Wie wir noch sehen werden, kann das Leiden an einer Beziehung aber auch den Charakter einer Halt gebenden Notwendigkeit annehmen, wenn ständiger Streit und Ärger dazu dienen, sich gegen die Wahrnehmung einer frühen Bedrohung und Verletzung zu immunisieren. Deshalb kann es keine «Norm» dafür geben, was ein Mensch in seiner Beziehung und seiner Lusterfahrung erreichen sollte, sondern lediglich Hilfestellungen, mit dem Ziel zu verbessern, was verbesserungsfähig ist, unter der Voraussetzung, dass der Wille dazu vorhanden ist. Angesichts der Tatsache, dass die

Qualität der frühen Beziehungen über die Entwicklung der Persönlichkeit und infolgedessen über Vertrauen, Selbstwert und Beziehungsfähigkeit für das gesamte weitere Leben bestimmt – über Eigenschaften also, die auch für das sexuelle Lusterleben unabdingbar sind –, ist und bleibt die wichtigste Herausforderung gesellschaftlicher Entwicklung die Prävention, und das heißt in diesem Zusammenhang die optimale Betreuung und Versorgung aller Kinder. Die Zukunft einer Gesellschaft hängt vom Verständnis und der Lösung dieser Aufgabe ab.

So sind alle Hinweise in diesem Buch – etwa einander mitzuteilen, was man sich sexuell wünscht, oder darauf hinzuwirken, den Anteil von Projektion und Übertragung in unseren Beziehungen zu verringern – auch mit Risiken verbunden; denn mitunter braucht man die Distanz, die Spannung, den Ärger und die Enttäuschung, um sich gegen das Aufflackern der frühen Not zu schützen. Der Konflikt mit dem Partner kann in hohem Maße stabilisierend wirken. Deshalb ist das individuelle Maß aller Dinge eine notwendige Toleranz.

Andererseits darf aber auch nicht die Not übersehen werden, die in vielen Spielarten des sexuellen Lebens verborgen ist. Dem Satz: «Es ist alles erlaubt, was gefällt!» ist so der andere hinzuzufügen: «Und was gefällt, darf und muss auch manchmal hinterfragt werden!» Das gilt auf jeden Fall für das eigene Selbstverständnis, insbesondere aber dann, wenn eine Spielart sexuellen Verhaltens zur Mode wird und damit eine gewisse Nötigung verbunden ist. Ein noch harmloses Beispiel dafür ist die gegenwärtige Mode der Intimrasur. Rein äußerlich handelt es sich um eine Infantilisierung der Genitalregion. Ist sie ein Ausdruck des sexuellen Entwicklungsstandes? Oder soll das Urwüchsige nun auch in einem der wenigen noch verbliebenen Bereiche natürlicher Vorgänge kontrolliert bzw. retuschiert werden? Oder bedarf man nach außen hin einer Mode, weil das Erleben nach innen behindert ist? Zu oft ist es schon vorgekommen, dass ein hochpathologisches Verhalten zur Norm stilisiert wurde. Der «Markt» reguliert nicht, sondern folgt den massenpsychologisch wirksamen Suggestionen. Ein tiefenpsychologisches Verständnis von Motiven des Verhaltens bleibt deshalb unerlässlich. Noch mehr: Die Fähigkeit zur psychosozialen Analyse menschlichen Verhaltens sollte zur Allgemeinbildung zählen.

Der Wille zur Lust kann also durch die unterschiedlichsten Einflüsse und belastenden Erfahrungen eingeschränkt sein. In aller Regel werden dann das eigene Verhalten und die eigene Norm mit intellektuellen, rationalen und ideologischen Argumenten begründet, um die tiefere Problematik zu verschleiern. Geht dieses Schutzverhalten nur auf Kosten der eigenen Lustfähigkeit, kann man es dabei belassen, dies zu bedauern. Wenn Aufklärung und Hilfsangebote nichts fruchten, bleibt letztlich nichts anderes übrig, als die freie Entscheidung des Einzelnen einfach zu akzeptieren. Doch diese Toleranz wird dann problematisch, wenn ein Partner mit den Schwierigkeiten des anderen projektiv belastet und entsprechend beschuldigt und gequält wird. Sie wird erst recht problematisch, wenn über Machtfunktionen ein bestimmtes Verhalten zur Norm erklärt wird – ein Verfahren, das in der Sexualerziehung schon immer eine große Rolle gespielt hat. (Ich erinnere nur an die Verurteilung von Masturbation als krankhaftes und krank machendes Verhalten, an das gesetzliche Verbot der Homosexualität, die Vorstellung von Sexualität als Sünde etc.)

Der Wille zur Lust lässt sich am besten anhand folgender Einstellungen und Aufgaben realisieren:

- Ich habe ein Recht auf Sex.
- Ich will Sex, weil ich damit Lust entfalten, Entspannung erreichen und die partnerschaftliche Beziehung pflegen kann.
- Für die Art und Weise meiner Sexualität bin ich selbst verantwortlich.
- Ich muss herausfinden, was mir gefällt und was nicht.
- In der partnerschaftlichen Beziehung ist es hilfreich, die eigenen Möglichkeiten, Wünsche und Schwierigkeiten mitzuteilen und Gleiches vom Partner zu erfahren.
- Bei sich wiederholenden Schwierigkeiten sollte ein tiefenpsychologisches Verständnis (am besten mit einem Therapeuten) gesucht werden.
- Die Lustfähigkeit unterliegt vielen inneren, situativ-äußeren und beziehungsdynamischen Einflüssen.
- Das Erreichen der Lusterfahrung bleibt deshalb eine lebenslange Aufgabe, an der zu arbeiten Sinn macht, weil sie Gesundheit, Friedfertigkeit und mitmenschliche Zuneigung fördern kann.

Die Lust entdecken

Wir sind alle von Natur aus mit einem gesunden Maß an Selbstliebe, Neugier und Experimentierfreude ausgestattet. Einem Kind muss man in dieser Hinsicht lediglich seine Freiheit lassen, es muss bestenfalls ermutigt, unterstützt und natürlich auch beschützt werden. Das Kind entdeckt sich selbst, indem es seinen Körper wahrnimmt, untersucht und mit ihm experimentiert. «Ich bin mein Körper» – sagen die Körperpsychotherapeuten. Im Körper nehme ich mich wahr, der Körper transportiert das Befinden und drückt die Gefühle aus, der Körper bildet die Stimmung ab. Im Laufe der Jahre werden Körperform, typische Körperhaltungen und Bewegungsformen zum Abbild der Individualität. «Zeig mir deinen Körper, und ich sage dir, wer du bist!» – «Körperlesen» ist eine sehr ergiebige und differenzierte Möglichkeit, den Menschen zu erfahren.

Das Kind, das sich geborgen im Wohlwollen seiner Eltern entwickelt, findet schnell heraus, wie es körperlich Wohlbefinden ausdrücken, sich liebevolle Zuwendung sichern und sich selbst durch Berührungen und bestimmte Körperhaltungen und -lagerungen angenehme Empfindungen verschaffen kann. Wenn die guten Eltern durch Berühren, Streicheln, Massieren und Kuscheln auch den Körperkontakt pflegen, drücken sie ganz unmittelbar liebevolle Zuneigung aus. Entscheidend dabei ist die Intention der Berührung, ob sie gibt oder nimmt, ob sie in liebevoller Zuwendung oder aus genervter, mit Schuldgefühlen behafteter Verpflichtung geschieht. Das Kind spürt schon, ob es auch gemeint ist oder lediglich «abgepfuschert» wird.

Der Körperkontakt vermittelt ein Selbstgefühl. Das Kind spürt dabei die eigenen Grenzen, und in der wahrgenommenen Körperlichkeit erfährt es seine Individualität. Über Berührung wird ihm die Qualität der Beziehung auf direktem Wege vermittelt. Die Anregung durch Berührungen und die Ermutigung zur Selbstberührung sind sehr wertvolle Entwicklungs- und Beziehungshilfen. Eine solche positive Einstellung vorausgesetzt, wird das Kind sich ausgiebig selbst berühren und untersuchen und dabei ganz selbstverständlich herausfinden, was ihm besonders angenehm ist und was nicht. Die Berührung der Genitalien und das lustvolle Spielen an ihnen sind ganz natürliche Verhaltensweisen, denen man in keiner Weise mit Einschüchterung begegnen sollte. Der lustvolle Umgang mit sich selbst sichert am besten eine positive, liebevolle und friedfertige Einstellung zu sich und der Welt. Das historisch tief verwurzelte Berührungstabu der Genitalien gehört zu den verhängnisvollen Ursachen menschlicher Fehlentwicklungen mit oftmals destruktiven Folgen.

Wem eigene Lusterkundung versagt wird, dem fehlen angenehme, entspannende und befriedigende Selbsterfahrungen, mit der Folge, dass die Welt unter den Vorzeichen von Belastung, Repression und Ablehnung erlebt wird, wogegen dann verständlicherweise rebelliert wird. Ein «exzessives Masturbieren» gibt in aller Regel einen Hinweis auf den Liebes- und Zuwendungsmangel, an dem das betreffende Kind leidet. Es will sich dann wenigstens über die Selbstbefriedigung etwas Abhilfe verschaffen. Nicht das Kind ist dann der zu behandelnde «Patient», sondern die Eltern als die Verursacher der kindlichen Not. Sie bedürfen der Aufklärung, Beratung, Hilfe, Therapie oder Strafe. Auf keinen Fall aber sollte das genitale Luststreben des Kindes, sofern es der Kompensation von Beziehungs- und Befriedigungsdefiziten dient, geahndet werden, denn schließlich nutzt das Kind lediglich das natürliche Mittel der Selbstfürsorge. Sobald auf seine Bedürfnisse mit angemessener Zuwendung und Bestätigung reagiert wird, braucht das Kind auch keine einseitige und übermäßige sexuelle Selbstbefriedigung mehr.

Die frühe Entdeckung und Bejahung lustvoller Selbstberührungen bilden auch die besten Voraussetzungen für den Zugang zur Lust im Erwachsenenleben. Hingegen führt das frühe Berührungstabu bei sehr vielen Menschen zu einer erschreckenden Sprachlosigkeit gegenüber allem, was sich «untenrum» abspielt. Die Verbote der Eltern, deren einschüchternder und schamvoller Umgang mit der kindlichen Genitalität, schränken die Fähigkeit des Kindes zu differenzierter Wahrnehmung, zu verbalem Austausch und zu lustbetonten Selbstberührungen meist erheblich ein. Und so wird später auch der partnerschaftliche Austausch über das, was einem sexuell gefällt oder nicht, wesentlich erschwert sein oder gar nicht gelingen. Liebevolle Eltern berühren, streicheln, massieren ihre Kinder ganz selbstverständlich und gern. Dabei bleiben die Genitalien häufig betont ausgespart, aus Furcht davor, dass dies bereits Missbrauch sein könnte. Aber Missbrauch entsteht durch die Intention sowie die Art und Weise der Berührungen. Ob Vater oder Mutter selbst bedürftig oder einsam sind und sexuell orientierte Bedürfnisse an das Kind richten oder ob es um liebevolle Zuneigung zum Kind und zu seinen Bedürfnissen geht – das macht den entscheidenden Unterschied!

Das Kind braucht beständigen Körperkontakt, den die Eltern zur Verfügung stellen sollten, aber für ebensolche Berührungswünsche von Erwachsenen dürfen Kinder nicht ausgebeutet werden. Das müssen sich die Erwachsenen schon untereinander gewähren. Kinder sollten hingegen erfahren dürfen, dass die Eltern ihre erkundenden und lustorientierten Selbstberührungen gutheißen. Wenn Kinder liebevoll angefasst werden, erfahren sie Zuneigung unmittelbar körperlich. Sie werden dadurch auch angeregt, sich selbst zu berühren. Und wenn sie dabei ihre Genitalien streicheln oder reiben, dürfen Eltern getrost freundlich zustimmen: «Ja, das ist ein schönes Gefühl!» Und je nach Alter und interessierten Fragen können Hinweise gegeben werden, dass die Eltern, wenn sie Sex machen, sich auch zärtlich berühren. Solange es keine klaren Worte und keine selbstverständliche Sprache für körperliche und genitale Wahrnehmungen und Empfindungen gibt, ist eine lustorientierte Verständigung kaum möglich. Stellen Sie sich z. B. folgende Aussagen vor: «Mir gefällt es sehr, wenn du mit deinem Finger meinen Scheideneingang berührst und etwas nach unten drückst (auf die Damm-Muskulatur).» Oder «Ich möchte, dass du ganz leicht und zärtlich über die Innenseiten meiner Oberschenkel und Hoden streichst, das ist ein wunderbares Gefühl!» – und urteilen Sie selbst, wie selbstverständlich solche und ähnliche Mitteilungen für Sie sind.

Eine erotisch-sexuelle Sprache zu erlernen, die aus der Selbsterfahrung erwächst und eigene Wahrnehmungen, Wünsche, aber auch Unangenehmes kommuniziert, ist der erste Schritt auf dem Weg, die eigenen Lusterfahrungen in die Partnerschaft einzubringen und im gemeinsamen Interesse weiter auszubauen.

Eine zentrale Stellung kommt dabei der Auseinandersetzung mit der eigenen Scham zu, soweit sie das Ergebnis von Einschüchterung und Demütigung seitens der Eltern oder anderer Erziehungspersonen ist. Leider genügt es dafür meistens nicht, erwachsen geworden sowie eine liberalere Einstellung zu Selbstbefriedigung, Lust und Sexualität gewonnen zu haben. Die frühen Erfahrungen wirken leider in der seelischen Tiefe fort.

Ein Erwachsener, der als Kind nicht ausreichend geliebt worden ist, wird dazu neigen, sich selbst als nicht liebenswert einzuschätzen, und das heißt in der Regel auch, nicht «lustwert» zu sein. Eine entwickelte Lust würde das negative Selbstbild erschüttern; statt des Gefühls der Befreiung von einer Fehleinschätzung würde sie aber womöglich die erlittene Lieblosigkeit reaktivieren. Doch es kann sich auch das Gegenteil davon, Sexsucht und beziehungslose Promiskuität, entwickeln, um den seelischen Liebesmangel mit körperlicher Lust zu kompensieren. Dann wird die Körperlust von der Beziehungslust abgekoppelt, und es entsteht eine geile Lust, die sich an keine und sei es noch so herzliche Beziehung gebunden weiß. Der Sex kreist dann um sich selbst, ohne so etwas wie erlösende Entspannung zu kennen.

In jeder zwischenmenschlichen Beziehung werden Übertragungen «getriggert», was heißen soll, dass in gegenwärtigen Beziehungen abgelagerte Beziehungserfahrungen mit
den prägenden Pflegepersonen der ersten Lebensjahre wiederbelebt werden. Die «Urbeziehungen» bilden sozusagen
die Schablone, mit der spätere Beziehungen erlebt, bemes-
sen, bewertet und notfalls auch entsprechend manipuliert
werden. Deshalb sind gute frühe Beziehungserfahrungen
ein Segen für das spätere Leben: Alle konfliktreichen Beziehungen werden dann als prinzipiell lösbar erlebt. Schlechte
frühe Beziehungserfahrungen sind hingegen ein Fluch, weil
alle Beziehungen, auch die besten und gerade diese, dann
nur negativ erlebt werden können und mit Verdächtigun-
gen belastet oder sogar durch Provokationen zerstört werden müssen.

Für den Umgang mit der Lust ist es von großer Wichtigkeit, die Übertragungstendenz, die das eigene Leben bestimmt, und die konkreten, von Übertragungen bestimmten
Erwartungen und Reaktionen in Beziehungen zu kennen.
Lust braucht einen möglichst unbeeinflussten, unverzerrten
und ehrlichen Umgang mit sich selbst und gedeiht am besten unabhängig von Erwartungen, Forderungen, Einschüchterungen, Geboten und Verboten, in denen sich Übertragungen ausdrücken. Wie sehe ich den anderen? Was erwarte
ich vom Beziehungspartner? Was muss ich für ihn tun, und
was will ich wirklich? Wie fühle ich mich bewertet? Wie ver-
ändere ich mich in Gegenwart eines anderen? Wie möchte
ich gesehen und eingeschätzt werden, und wie möchte ich,
dass der Beziehungspartner reagiert? Und was meine ich, wie
über mich gedacht wird? All diese Fragen legen Antworten
nahe, die Übertragungen darstellen. Man selbst ist dann das
Abbild der frühen Beeinflussungen. In den Beziehungspart-
nern hingegen entdeckt man spezifische Eigenschaften, wie

man sie z. B. von den Eltern kennt, und erwartet deshalb auch entsprechende Reaktionen, die oft weit von der Realität der gegenwärtigen Beziehung entfernt sind. Und es kommt noch etwas Entscheidendes hinzu: Ohne dass es einem bewusst wird, gibt man nicht eher Ruhe, bis der andere die projizierten Erwartungen auch endlich erfüllt. Auf diese Weise reizt man einen an sich freundlichen Menschen so lange, bis er endlich so reagiert, wie man es ihm sowieso schon zugeschrieben hatte. Eine realitätsgerechte Wahrnehmung und die Freiheit der Beziehungsgestaltung werden dadurch beeinträchtigt. Vor allem aber wird die jeweilige Beziehung in dem, was an ihr einzigartig und unverwechselbar ist, durch die Übertragungsschablone auf die frühen Erfahrungen reduziert und damit so gut wie nivelliert. Vielen ist Lust nur noch eingeschränkt im Rahmen von Übertragungserfahrungen möglich, während jede Erweiterung als angstvoll und infolgedessen als lusttötend erlebt wird. Die Lust lebt dann eingesperrt im Käfig der frühen Erfahrungen, unterdrückt, eingeengt, verzerrt und mitunter auch pervertiert. So können Übertragungen einerseits Lust in begrenzter Form sichern und andererseits erheblich behindern. Die eigene Lust zu entdecken und zu entfalten setzt deshalb voraus, Übertragungsgeschehen zu identifizieren und daran zu arbeiten, immer mehr aus den durch die Eltern geprägten Beziehungen zu einem selbstbestimmten Leben zu finden.

Am Rande sei angemerkt, dass für die Heranwachsenden in aller Regel ein rechtzeitiges Verlassen des Elternhauses ein notwendiger Schutz der eigenen Lustfähigkeit darstellt. Schon die Atmosphäre, die Gewohnheiten und Selbstverständlichkeiten, die in der Primärfamilie Erfahrungen prägen und verfestigen, erschweren die Entwicklung eigener und unabhängiger Positionen. Das trifft auf das erotischsexuelle Leben in besonderem Maße zu. Selbst bei sehr of-

fenem und wohlwollendem Umgang mit Sexualität innerhalb der Familie bleibt dieser Bereich durch eine ganz natürliche Intimität geschützt, die sich auch den Eltern und Ge-
schwistern entziehen muss. Eltern sind nicht die Freunde
ihrer Kinder, sondern ihre Begleiter, Förderer, Beschützer
und «Begrenzer» – sie tragen erzieherische Verantwortung.
So bleibt immer ein natürliches Beziehungsgefälle, das in
Freundschaften dagegen aufgehoben sein sollte. Und die Sexualität ihrer Kinder geht die Eltern im Grunde nichts an.
Sie können gut und gern Aufklärer, Informanten, Berater
und Ermutiger sein, nicht aber intime Mitwisser. Zwischen
einfühlsamer Beratung und bedrängender Neugier besteht
ein erheblicher Unterschied. Lust ist so intim wie subjektiv
und braucht Empathie, muss aber vor pädagogischem und
bewertendem Einfluss geschützt werden. Allein die erotisch-
sexuelle Partnerschaft ist der Ort, an dem höchstmögliche
Offenheit wachsen sollte, um Geheimnisse und individuelle
Eigenheiten austauschen zu können. Doch selbst hier kann
«letzte» Offenheit kein unbedingtes Ziel sein. Immer sind
die Grenzen dessen zu berücksichtigen, was der Intimpart-
ner, angesichts seiner Möglichkeiten wie auch seiner Behinderungen, verstehen kann. Fast immer bleiben Wünsche,
Phantasien und sexuelle Realitäten, die man besser für sich
behält, um eine wertvolle Beziehung nicht übermäßig zu belasten. Die Partnerschaft wächst mit der Offenheit und kann
auch daran scheitern. Mit diesem Widerspruch müssen wir
leben.

Die Lust entsteht im Kopf

Die Überschrift dieses Kapitels lässt sich auf die neurophy-
siologischen Vorgänge im Gehirn beziehen, die hier allerdings nicht erörtert werden sollen. In einer Schule der Lust

geht es vor allem um unsere Phantasien, Wünsche, Vorstellungen und Erfahrungen, um unser Selbstwertgefühl und die innerseelischen Konflikte. Alle diese seelischen Vorgänge haben natürlich ihre Abbildung in den neuronalen Funktionen; hier soll uns aber vorrangig die psychische und interaktionelle Bedeutung der Lust interessieren.

Für die gesunde Entwicklung des Menschen sind die Selbstliebe und der erlebte Selbstwert von entscheidender Bedeutung. Sich selbst ehrlich gern haben zu können und gut zu finden – ohne Aufgesetztheit – ist meiner Erfahrung nach das größte Kapital eines gesunden und zufriedenen Lebens.

In der Psychotherapie unterscheiden wir zwischen einem natürlichen und einem pathologischen Narzissmus. Im Fall des gesunden Narzissmus ist man stolz auf seine realen Fähigkeiten und hat die eigenen Begrenzungen akzeptiert, weil man grundsätzlich davon überzeugt ist, dass man so, wie man ist, schon in Ordnung und liebenswert ist. Da spielen Fehler und Schwächen keine besondere Rolle mehr, sie werden als normal akzeptiert. Das bedeutet keineswegs eine grundsätzliche Absage an Verbesserungen, wohl aber einen pragmatischen Umgang damit. Was sich hier machen lässt, wird ganz selbstverständlich getan. Eine solche elementare Selbstliebe ist das Resultat grundsätzlicher elterlicher (vor allem mütterlicher) Bestätigung. Der «Glanz in den Augen der Mutter», den bereits der Säugling als Liebe erfährt, trägt als Hoffnungsstrahl durch alle Beschwernisse des Lebens.

Fehlt diese frühe Liebe jedoch, was vom Kind nicht als Schwäche und Unfähigkeit der Mutter wahrgenommen, sondern als eigene Schuld verarbeitet wird, führt das zu nie endenden Bemühungen, doch noch die lebenserhaltende Bestätigung zu bekommen. So werden zwar übermäßige Leistungen möglich, aber es wird damit auch die Einbildung genährt, man sei der Größte, wenn man nur äußere Erfolge nachweisen kann. So entsteht der unangenehme Narzissmus eines Menschen, der sich ständig überschätzt, Aufmerksamkeit und Anerkennung in aufdringlicher Weise verlangt und zugleich ganz empfindlich und nachhaltig gekränkt reagiert, wenn er unbeachtet bleibt oder kritisiert wird. Die peinliche Selbstüberhöhung geht fast immer mit der unberechtigten Abwertung anderer einher.

Man ist nur dann ein wirklich guter (Sexual-)Partner, wenn man sich selbst mag und gut zu sich ist. Wer also seine partnerschaftliche Beziehung verbessern will, der sollte an seiner Selbstwertproblematik arbeiten und nicht den Partner verändern wollen oder immer wieder nach einem besseren Partner Ausschau halten. Nur durch Selbstliebe erwirbt man wachsende Unabhängigkeit. Dann ist man auch nicht mehr darauf angewiesen, vom Partner bestätigt zu werden. Vielmehr ist man dann selbst in der Lage, den anderen in das eigene Feld positiver Selbstbewertung mit einzubeziehen. Vor allem aber ist man wesentlich toleranter gegenüber den Mängeln eines Partners. Da man sich nicht narzisstische Bestätigung in der Makellosigkeit, Schönheit und in den Erfolgen des Gegenübers holen muss, sind alle zur Schau getragenen Äußerlichkeiten (von Schminke, Silikon und Mode bis hin zu Geld und öffentlichem Ansehen) eher lästig bis peinlich, zumal wenn sie tiefere Selbstunsicherheit verbergen sollen.

Gesunder Narzissmus ist auch eine gute Basis für lustvolle Masturbation. Es geht um die Einstellung: Ich tue mir etwas Gutes, weil es mir guttut! Schuld, Scham, Leistung spielen dabei keine Rolle. Masturbation ist vor allem die gesunde Sexualität des Jugendlichen. Wenn später eine partnerschaftliche Sexualität aus irgendeinem Grund gerade nicht möglich ist, kann man ohne Probleme auf die jederzeit zugängliche Form der Selbstbefriedigung zurückgreifen, Masturbation wird meistens von sexuellen Phantasien begleitet und durch sie unterstützt. Diese Vorstellungen geben oft gute Hinweise auf sexuelle und beziehungsrelevante Wünsche, die mit einfließen können, wenn intime partnerschaftliche Begegnungen wieder möglich sind. Wenn am Ende der Selbstbefriedigung ein etwas fades Gefühl bestehen bleibt, ist das zumeist durch den Mangel an Beziehungskontakt begründet und mag als Anreiz dazu dienen, mit der Lust nicht allein zu bleiben. Denn partnerschaftlicher Sex bietet großartige Möglichkeiten, gesunde narzisstische Bedürfnisse zu befriedigen. Die Erfahrung, sexuell begehrt zu sein, ermöglicht es einer selbstbewussten Frau, sich als bestätigt und gewollt zu erleben, unter der Voraussetzung, dass sie die Genitalität als etwas versteht, das zu ihr gehört und das sie nicht von ihrer weiblichen Existenz abspalten muss. Der empörte Aufschrei, nicht als «ganze Frau» gemeint zu sein, wenn der Mann sexuellen Kontakt möchte, kann durchaus auch auf ein vorhandenes narzisstisches Defizit mit entsprechender Luststörung hinweisen, die es erschwert oder gar unmöglich macht, die sexuelle Begegnung zu genießen und als Bestandteil einer ganzheitlichen Beziehung zu erleben. Sexueller Kontakt und eine verbale, emotional-intime Begegnung schließen sich ja wahrlich nicht aus. So, wie eine offene und erotische Begegnung gut im Bett landen kann, so lässt sich das Geschehen im Bett ebenso gut als Grundlage für eine ehrliche und befriedigende Beziehung nutzen. Die Verbindung dieser Ebenen ist ein «Kopfgeschehen», das stark vom Selbstwerterleben abhängig ist.

Angst, Schuld und Scham, die aus entwicklungspsychologischen Verletzungen und Defiziten, aus entfremdender Erziehung und moralisierender Einschüchterung resultieren,

erschweren das Vergnügen an körperlicher Lust. Und Luststörungen belasten die Beziehung, da sie Unsicherheit und
Peinlichkeit bewirken und leider oft genug dem Partner dafür die Schuld gegeben wird. Was halte ich von mir? Wie
stehe ich zum Sex? Was erwarte ich vom Partner? – solche
Fragen fließen permanent – meist unbewusst – in das sexuelle und Beziehungserleben ein und beeinflussen das reale
Geschehen, Wahrnehmen und Bewerten in entscheidender
Weise. Hier kann nur gründliche Selbsterkenntnis und partnerschaftliche Kommunikation Abhilfe schaffen.

Andererseits bieten Körperlust und Beziehungslust gute
Möglichkeiten, auf natürlichem Wege narzisstische Bestätigung zu erfahren. Besonders für leistungsstarke, unabhän-
gige Frauen, die ansonsten stets Aufwand betreiben, um
Aufmerksamkeit und Anerkennung zu finden, kann es ein
sehr gutes Gefühl sein, begehrt zu werden, ohne dafür viel
unternehmen zu müssen. Für einen Mann ist es in aller Regel ein großartiges Gefühl, wenn die Frau seinen Bedürfnissen auch entspricht. Auf diese Weise lässt sich ein narzisstisches Grundbedürfnis, nämlich gewollt und gemocht zu
werden, auf ganz direkte Art und Weise befriedigen. Wer immer wieder erfährt, willkommen zu sein und begehrt zu werden, der lebt im Grunde in paradiesischen Verhältnissen.

Sexuelle Bedürfnisse sind eine hervorragende Möglichkeit,
sich auf gesunde Weise narzisstisch zu befriedigen, und narzisstische Bedürfnisse bieten eine großartige Bühne, auf der
sich Sexualität zeigen und vielfältig entfalten kann. Triebdruck macht den Partner schön; die Chance, Bestätigung
zu bekommen, macht den Partner begehrenswert. Wirkliche
Schönheit und erotische Ausstrahlung werden viel stärker durch eine angemessene Selbstliebe und Lustfähigkeit
hervorgerufen als durch eine entsprechende äußere Aufma-

chung. Schönheit und Erotik kommen wirklich von innen, das wird einem mit zunehmendem Alter immer deutlicher. Welche abartigen Wege doch die sogenannte Schönheitschirurgie geht!

Die subjektive Bewertung eines Partners wird ganz wesentlich durch die Erfahrung bestimmt, dass er für einen verfügbar ist sowie die Fähigkeit und auch die Bereitschaft besitzt, ein Gefühl der Bestätigung hervorzurufen.

Wer einem guttut, der ist auch schön und wird gern gemocht. Wer jedoch nur «schön» ist und sich weder hingeben noch liebevoll zuwenden kann, der wird bald langweilig und durch die Sorgen und Bemühungen um das Äußerliche auch belastend. Die «Nützlichkeit» eines Partners ist wohl ein sehr nüchterner Blick auf die Liebe, aber eine sehr hilfreiche Perspektive für guten Sex und eine befriedigende Beziehung.

Wer dagegen mit Fragen wie denjenigen zu kämpfen hat, ob er eine Belastung und Zumutung darstellt, ob er auch gut genug im Bett ist, ob er alles richtig macht oder zu viel will bzw. erwartet, ob er sich gefahrlos hingeben darf, ob er bestimmte Leistungen erbringen muss oder auch nicht zu geil wird, ob er egoistisch sein darf oder bedienen muss, in dessen Kopf werden auch die sexuellen Aktivitäten entsprechend negativ bzw. einseitig bewertet.

Die meisten Menschen, die Hilfe für ihren Sex und die Partnerschaft suchen, sind mit den genannten Einstellungen und Haltungen belastet. Nur wissen sie es nicht oder wollen es nicht wahrhaben. Es schmerzt immer, eigene Behinderungen zur Kenntnis nehmen zu müssen; da wäre es doch besser, es läge am Verhalten des Partners, der sich eben ändern müsse, damit alles gut wird. Manchmal werden auch hilfreiche Wirkungen von Medikamenten erhofft, was diese natürlich – organisch bedingte Ursachen ausgenommen – nicht wirklich erfüllen können. Dabei spielt «Viagra» eine eher ungünstige Rolle hinsichtlich der Erwartungen mancher Betroffenen. Viagra ist ein durchblutungsförderndes Medikament, das eine entsprechende Wirkung auf die Blutfülle des Penis und damit auf die Erektion ausübt. Von einer «Potenzpille» zu sprechen bleibt aber ein Irrtum. Weder die sexuelle Erregung noch die Ejakulationsfähigkeit oder die Lustfähigkeit werden dadurch verbessert und vorhandene Beziehungskonflikte nur scheinbar – oberflächlich auf der Symptomebene – gedämpft. Die müde gewordenen «Bediener» bekommen ihr «Gerät» wieder einsatzfähig, aber sie haben die Weisheit ihres Penis nicht verstanden.

Das gilt auch für alle anderen Gründe berechtigter Gliederschlaffung: der Narzisst, der endlich mal seine Schwäche zeigen möchte; der «Leistungssportler», der sich endlich auch mit dem unvermeidbaren Verlieren versöhnen möchte; der Macho, der sich endlich mal bedürftig anlehnen möchte – sie alle respektieren nicht die Hinweise ihres Schwanzes, sondern wollen unter Zuhilfenahme einer pharmakologischen Krücke ihre Fehlentwicklung bis zum bitteren Ende fortführen. Zugegeben, Einsicht und Veränderungen können sehr belastend und anstrengend sein, aber der Kampf lohnt sich immer, weil es um eine ehrliche, echte Identität und den inneren Frieden geht. Wer gegen sein frühes Schicksal ankämpfen will, der braucht meistens Hilfe und das Gefühl, dass seine «Behinderung» auf Akzeptanz stößt. Es handelt sich also gerade nicht darum, einem Ideal nachzulaufen, sondern aus den gegebenen Umständen das Beste zu machen. Und da geht immer etwas. Wer seine im Kopf existierenden Begrenzungen anerkannt hat, kann auf zwei Wegen etwas für sich tun:

1. Mit tiefenpsychologischer Arbeit lassen sich frühe Erfahrungen erinnern, mitteilen und emotional durch Wut, Schmerz und Trauer verarbeiten. Der Gefühlsausdruck verändert zwar nicht das Geschehene und löst es auch nicht auf, er schafft aber Ventile der Entspannung und damit innere Freiräume für neue, bessere Erfahrungen.

Es ist möglich, nicht mehr nur Opfer der frühen Einflüsse zu sein, sondern aus einer Position der Distanz zu ihnen das eigene Leben – wenn auch natürlich in gewissen Grenzen – selbst zu gestalten. Die Vergangenheit hält einen dann nicht mehr in ihren Klauen und erzwingt ein bestimmtes Verhalten, sondern man selbst drückt der Gegenwart den Stempel selbstverantworteten Verhaltens auf.

2. Damit kommt der zweite Weg der Möglichkeiten, bei aller Begrenzung etwas für sich zu tun, zur Geltung: die verhaltenstherapeutische Dimension. Man kann an den Grenzen der eigenen Möglichkeiten übend arbeiten: die Grenzen erweitern und die Schwellen der Reaktivierung belastender früher Erfahrungen dadurch erhöhen, dass man die eigenen Schwierigkeiten erfasst, mit dem Partner – wenn möglich – bespricht und in kleinen Schritten das Problematische und Ängstigende überwindet. Auf diese Weise kann man üben, sich anzuschauen oder zuzuschauen, Licht anzulassen, sich anzufassen und mit zunehmender Dauer sich zärtlich zu berühren, einfach beieinanderzuliegen, gute Worte füreinander zu finden, erotisch Erregendes auszusprechen, sich anzuvertrauen, ohne Orgasmusorientierung genital ineinander zu verweilen, die Erregungsladung in die Länge zu ziehen, lustvoll zu stöhnen und zu tönen, sich anzufeuern und zu bestätigen und so weiter und so fort. Jeder hat seine Erfahrungen mit Dingen, die für ihn körperlich, verbal, emotional und in der Beziehung schwierig sind, und kann anfan-

gen, darüber zu sprechen und daran grenzerweiternd zu üben. Damit bekommt Sexualität auch eine wegweisende und beziehungsstärkende Funktion, die aus den eigenen Störungen herausführt – letztlich als eine Form der Selbsthilfe, die an der eigenen Lust- und Beziehungsfähigkeit arbeitet. Das Vergnügen an sexuellen Aktivitäten wird man aber nicht verbessern können, ohne dabei auch die zugrunde liegenden innerseelischen Konflikte und Defizite zu erkennen und zu verarbeiten.

Jeder Mensch strebt nach Wohlgefühl und strukturiert den Ablauf seines Lebens von Lustgewinn zu Lustgewinn, immer auf der Suche, sich wieder ein kleines oder größeres Vergnügen zu verschaffen. Was aber die meisten nicht wissen und auch nicht wahrhaben wollen, ist der Umstand, dass jeder auch seine ganz individuelle Grenze im Lusterleben hat. Immer wenn das Maß dessen, was man an guten Lebenserfahrungen aushalten kann, erreicht ist, geschehen Missgeschicke, kleine Unfälle, entstehen wie aus dem Nichts körperliche Beschwerden, gerät man plötzlich in Streit oder erhält ärgerliche Nachrichten – auf jeden Fall wird irgendetwas Negatives gefunden und erlebt, das den Ausgleich zum Schönen herstellt und das Vergnügen stoppt. Diesen Schwellenwert des lustvoll Erlebbaren sollte jeder kennen und respektieren, um nicht von zu bedrohlichen und zu heftigen Gegenreaktionen überrascht zu werden oder sich plötzlich in einem gefährlichen Kampf mit jemandem oder um etwas verstrickt zu finden. Die nicht beachtete Begrenzung fordert ihren Tribut. Beim achtsamen Umgang mit sich selbst wird man gerade in sehr schönen Lebenssituationen feststellen, dass die eigene Kapazität, das Besondere und Gute zu erfassen, dem Ereignis nicht gewachsen ist: Man hat dann gar nicht so viel Gefühl, wie es der glückliche Augenblick erfordert. Das ist eine andere Formulierung der «ewigen Wahrheit», dass es keinen Ort gibt, wo man hingehen könnte und alles besser wäre – man nimmt sich selbst immer mit! Diese Erfahrung gilt auch für Partnerschaft und Sexualität. Auch wenn äußere Einflüsse natürlich förderlich oder hinderlich sein können, hängt es vor allem von den eigenen Fähigkeiten und Begrenzungen ab, aus den gegebenen Umständen das Beste zu machen. Das Maß der Dinge sind stets die eigenen Grenzen und nicht die Umstände, die gesellschaftlichen Erwartungen und die Werte des Zeitgeistes. In der Akzeptanz der eigenen Grenzen besteht eine gute Grundlage für relative Zufriedenheit. Die Arbeit an der individuellen Grenzerweiterung hingegen vermittelt eine sinnvolle Lebensaufgabe, es sei denn, man verfällt dem Irrtum einer Ideologie grenzenlosen Wachstums und permanenter Leistungssteigerung. Erfolg ist nicht alles, was zählt. Alles Leben und alles Lebbare bleiben begrenzt!

Auf der anderen Seite gibt es aber eine Vielzahl einschränkender Einflüsse, die einen Engpass für unser lustvolles Erleben bilden. Dementsprechend besteht immer auch die Chance, die eigene Lustfähigkeit zu erweitern. Mit dieser Möglichkeit ist das Anliegen dieses Buches beschrieben. Wissen, Erfahrung und Übung sind die dafür erforderlichen Hilfsmittel.

Das gilt insbesondere für die Sexualität in partnerschaftlicher Beziehung. Die Arbeit an der Beziehung bildet hier eine zusätzliche Chance für verbesserte Lustfähigkeit. Jeder Partner fördert oder hemmt spezifische Erlebens- und Reaktionsweisen. Was kann ich erwarten, erbitten, verlangen? Worauf muss ich Rücksicht nehmen? Was braucht der Partner? Wie passen unsere Wünsche und Bedürfnisse zusammen, wie stimmen wir uns am besten ab? Was geht zusammen und was nicht? Welche Grenze muss ich beachten, und wie kann ich eine Schwelle überschreiten? Vor dem Hintergrund dieser und anderer Fragen kann die Partnerschaft jahrelang wachsen und reifen – und es kann gar nicht langweilig werden, vorausgesetzt, man stellt sich diesen Fragen. Mit jeder neuen Partnerschaft ergeben sich auch neue Antworten auf die gleichen Fragen. Man entgeht den Antworten nicht, selbst wenn man lieber die Beziehung wechselt, statt sich der Erkenntnis zu stellen und Absprachen zu treffen. Nur in der Arbeit an der Beziehung und an den sexuellen Möglichkeiten liegt die Chance der Entwicklung und Grenzerweiterung. Das Ideal ist wohl erreicht, wenn man einander «schamlos» begegnen kann, seine Wünsche kommuniziert und so gut als möglich auslebt und dabei die immer vorhandene Begrenzung respektiert.

Lusterleben

Der kulturelle Umgang mit dem Phänomen «Lust» ist und bleibt hochproblematisch. Lusterleben wird nicht gelehrt und gefördert, es bleibt meistens ein Tabu, über das man nicht spricht, oder es wird allgemein abgewertet und als anrüchig diskreditiert. Lustschreie darf man bis heute kaum von sich geben, ohne Ärgernis zu erregen oder peinlichen Spott zu provozieren. Die Kulturgeschichte der Lustunterdrückung ist ungeheuerlich. Die Stimulierung der eigenen Genitalien zum Zwecke der Lust ist zu allen Zeiten als sündig, strafwürdig, peinlich oder unanständig betrachtet worden. Noch in der Gegenwart werden Millionen afrikanischer Mädchen durch «Beschneidung» der Klitoris und der Schamlippen schwer verstümmelt. Man muss sich natürlich fragen, weshalb gerade das Lusterleben als so bedrohlich verfolgt worden ist und immer noch wird. Nach meinen

Erfahrungen stehen Lust und Macht in einem direkten Gegensatz. Wer mit sich und in einer Beziehung regelmäßig und zuverlässig entspannende Lust erlebt, der strebt weder nach besonderer Macht, noch wird er anfällig dafür, sich für Machtinteressen missbrauchen zu lassen. Hindere die Menschen hingegen am Lusterleben, dann sind sie zu allen Schandtaten bereit! Andererseits wurde und wird Macht immer auch dazu benutzt, in den «Besitz» von Lustobjekten zu kommen, an denen dann aber zumeist nur begrenzte Körperlust abgeführt wird. Kommt aber tatsächlich einmal die Liebe dazwischen, werden selbst die Mächtigen schwach und erpressbar.

Mein «psychopolitisches» Engagement ist aus der Erfahrung erwachsen, wie der frühe Umgang der Eltern mit ihren Kindern deren gesamtes späteres Leben wesentlich bestimmt. Während Sexualaufklärung früher auf der «Straße» stattfand, erfolgt sie heute stärker durch die Medien, vor allem via Internet. Die zumeist pornographischen Darstellungen vermitteln den unerfahrenen Jugendlichen völlig falsche Vorstellungen von Sexualität. Jedenfalls sind Sex als Leistungssport, artistische Stellungen, Analverkehr oder das Schlucken des Spermas keineswegs die Norm, wie man aus dem Gezeigten ableiten könnte. Auch ein echter weiblicher Orgasmus kommt so gut wie nie vor – das Allermeiste, was man zu sehen bekommt, ist nur Lustgetue. Während früher das Tabu und folglich Unwissen die sexuelle Entwicklung behindert haben, so ist es heute die Fehlinformation. Ein Korrektiv könnte eine Sexualerziehung darstellen, die diesen Namen wirklich verdient. Sie dürfte sich nicht nur auf «Aufklärung» beschränken, sondern müsste unbedingt auch eine «Lustschule» und «Beziehungskunde» mit einschließen.

Da ich in meiner Praxis als Therapeut immer wieder mit Erschrecken feststellen muss, wie groß das Defizit an Lustwissen und wie groß infolgedessen auch die Behinderung des Lusterlebens ist, bringe ich auf den folgenden Seiten zumindest ein Minimum an notwendiger «Aufklärung».

Das *männliche Lusterleben* findet in der Regel mit der Samenejakulation seinen körperlichen Höhepunkt und fällt dann rasch ab. Aber Ejakulation ist nicht gleich Orgasmus. Das orgastische Erleben wird vom gesamtkörperlichen Zustand, vom Beziehungserleben und den situativen Umständen beeinflusst. Ob und wie stark sich die mit der Ejakulation verbundene Lustwelle über den Körper ausbreiten kann, ist abhängig davon, wie viel sexuelle Ladung die Muskulatur aufnimmt oder ob sie aufgrund aufgestauter Gefühle bereits chronisch verspannt ist und die Ausbreitung der Erregung dadurch blockiert wird. Das psychische Korrelat solcher Muskelverspannungen sind Scham, Angst, Ekel, Unsicherheit und Frust, die dafür sorgen, dass die Lust der Ejakulation genital begrenzt bleibt oder sich nur ein lustloser Samenabgang vollzieht bzw. ganz ausbleibt. Als Resultat einer lustfeindlichen Einstellung und oft auch aus individuellen, narzisstischen Gründen unterliegen viele Männer dem Irrtum, dass die Ejakulation bereits das gesamte Spektrum möglichen sexuellen Lusterlebens abdecken würde.

Der Mann sollte im Masturbieren gut geübt und erfahren sein. Auf diesem Wege findet er allmählich heraus, wie er durch Berühren und Reiben seines Gliedes Steife erreicht und durch festes Anfassen mit rhythmischen Handbewegungen den Penis so lange stimulieren kann, bis es zum Samenerguss kommt. Schon der erhebliche zeitliche Unterschied von wenigen Minuten bis zu vielleicht einer halben Stunde (die absolute Zeit ist sehr variabel) weist auf das komplexe Geschehen bei der Masturbation hin. Die Phantasie spielt dabei eine wesentliche Rolle: sich schuld- und schamfrei sexuelles Geschehen oder potenzielle Partner vorzustellen bzw. Bilder und Filme anzusehen, die einen sexuell erregen. Die Inhalte der Gedanken, Vorstellungen und Wünsche können auch wichtige Hinweise darauf geben, welche Konflikte oder Defizite im realen Leben vorliegen, die so wenigstens in der Phantasie gelöst bzw. ausgeglichen werden. Darüber hinaus können sie auch Anregungen für bestimmte Bestrebungen und Entwicklungen in der Realität sein, über die man reden und die man erproben kann, gegebenenfalls auch mit Hilfe eines Beraters.

Im partnerschaftlichen Sex bekommen die sexuellen Phantasien eine besondere Bedeutung. Wenn es einen großen Unterschied zwischen vorhandenen Wünschen und Phantasien und der gelebten sexuellen Realität gibt, stellen sich unvermeidlich Enttäuschungen ein, die dem realen sexuellen Geschehen Energie entziehen und so die Ladung der Lust abmindern. Stimmen dagegen Phantasie und Realität weitgehend überein und bleiben keine Wünsche im sexuellen Geschehen offen, so sind alle Voraussetzungen erfüllt, dass sich Wahrnehmung und Bewusstsein vollständig auf das gegenwärtige Erleben konzentrieren und alle Energien für das reale Lusterleben genutzt werden können.

Ein wichtiges Kriterium für die Qualität und Quantität der eigenen Lust ist die Frage, wie man sich nach der Selbstbefriedigung fühlt: entspannt und erleichtert oder unzufrieden, noch angespannt und gereizt, einsam und verlassen, voller Schuldgefühle oder befreit und belebt zu neuen Aktivitäten? Breitet sich das Entspannungsgefühl über den ganzen Körper aus, oder bleibt es genital begrenzt? Wenn man lustvolle Töne von sich gibt (also den Kehlkopf öffnet), wachsen die Chancen, dass sich die Lustwelle auch nach oben ausbreiten und entladen kann. Es kann durchaus vorkommen, dass auch traurige oder schmerzliche, selbst aggressive Gefühle mit aktiviert werden, die Folgen entsprechender Erlebnisse aus (längst) vergangener Zeit sind und nun endlich von der Lustwelle «huckepack» genommen werden und mit zur Entladung «surfen». Dies muss man wissen, um es geschehen lassen zu können und so im Nachhinein zu einem Verständnis der unerwarteten Gefühle zu kommen – was meistens dann auch zu einer wesentlichen Entlastung führt, vor allem wenn man sich einer Vertrauensperson mitteilen kann. Die aufgestauten Gefühle aus früheren Verletzungen und Defiziten sind eine Lustbremse ersten Ranges. Süchtiges Onanieren ist in diesem Zusammenhang ein Hinweis darauf, dass mit der Ejakulation keine befriedigende Entspannung eintritt, weil zu viel Stress und Frust in der Muskulatur aufgestaut sind und ein hingebendes Loslassen verhindern. Ungelöster seelischer Schmerz ist der Hauptgegenspieler der Lust, der die Ausbreitung lustvoller Entspannung behindert.

Regelmäßiges Masturbieren lehrt den jungen Mann, sein Lusterleben in Abhängigkeit von verschiedenen Einflüssen differenzierter wahrzunehmen, wobei Ängste und Wünsche, Phantasien und das Realerleben Berücksichtigung finden können. Am wichtigsten dabei ist eine Beziehungskultur, die Reflexion, Erfahrungsaustausch und eine hilfreiche Beratung im Umgang mit dem Lusterleben erlaubt. Unwissen, falsches Wissen, Halbwissen, Vorurteile, individuelle Probleme und Konflikte sind weit verbreitet und meiner Vermutung nach eher der Normalfall als die Ausnahme. Gerade jüngere Männer mit ihren narzisstischen Problemen protzen gerne mit ihrer «Potenz» oder Gliedgröße, weil sie erhebliche Probleme mit einem entspannenden Lusterleben haben. Es fehlt dazu in aller Regel eine befriedigende Partnerschaft, mit der erst das Lusterleben an Umfang und Vollständigkeit gewinnen kann. Die Beziehungslust mit ihrer Möglichkeit, bestätigt zu werden und sich einem anderen umfassend anvertrauen zu können, befriedigt narzisstische Grundbedürfnisse; sie gibt der Körperlust gewissermaßen eine «Adresse» und verankert sie in einer ganz individuellen Beziehung.

Das *weibliche Lusterleben* ist noch viel stärker tabuisiert und im Verstehen und Ausleben noch mehr behindert als das männliche. Das hat zunächst einen relativ harmlosen Grund, nämlich die irrtümliche Gleichsetzung von Ejakulation und Orgasmus beim Manne. Da die Frau eine solche sichtbare Entladung nicht hat, bleibt ihr Lusterleben wesentlich verborgener und lässt sich deshalb auch leichter vortäuschen und hysterisch ausgestalten. Frauen, die ein orgastisches Erleben gar nicht kennen, suchen nach allen möglichen Wegen, etwas Lustvolles zu erleben oder es sich einzureden. Das weibliche Orgasmuserleben ist ausgesprochen subjektiv und wird sehr unterschiedlich beschrieben. Als wichtigstes Kriterium gilt ein Erregungshöhepunkt mit unwillkürlichen Kontraktionen der Scheiden- und Beckenbodenmuskulatur. Dabei sind auch die Atmung und der Puls beschleunigt. Dann folgt eine wohlige Erregungsausbreitung, die über den gesamten Körper reichen kann und mit einer befriedigenden Entspannung oder entspannter Befriedigung abschließt. Die Zufriedenheit gibt am ehesten Kunde vom orgastischen Geschehen. So kann z. B. Masturbation durchaus Entspannung bringen, aber noch keine Zufriedenheit, da die körperliche Lustausbreitung gebremst ist oder die sexuelle Aktion nicht in ein befriedigendes Beziehungsgeschehen eingebettet war.

Zuverlässige Lustfähigkeit ist der sicherste und beste Weg zu einer guten Partnerschaft. Dagegen führen Lustbehinderungen zumeist zum Beziehungsfrust. Frauen erleben sich dann als vom Partner benutzt, missbraucht, werfen ihm vor, dass er viel zu oft wolle, und erdulden oder erleiden den sexuellen Kontakt mehr, als dass sie ihn genießen könnten. Bei guter Lustfähigkeit hingegen würde man immer bereit sein und Interesse an sexueller Aktivität als einer basalen Möglichkeit von Entspannung, Befriedigung und Versöhnung haben. Vorausgegangener Stress wäre dann kein Argument gegen Sex, dieser vielmehr das nahezu einfachste und geniale Mittel, Stress schnell und gut abbauen zu können. «Weil ich im Stress bin, habe ich keine Lust auf Sex» – dies weist auf die Wahrscheinlichkeit von Luststörungen hin. «Ich habe Lust auf Sex, weil ich im Stress bin» – dies macht die Chancen deutlich, Entspannung über sexuelles Lusterleben zu finden. Die Fähigkeit, unvermeidbare psychosoziale Belastungen nicht zum Anlass von neurotischer Grübelei werden zu lassen, sondern in ihrer Realität zu akzeptieren und gegebenenfalls zu verändern, was optimiert werden kann, ist eine ganz wichtige Voraussetzung für ein lustvolles Sexualleben. Darüber hinaus ist die energetische Entspannung via Sex beinahe ein Heilmittel, um aktuelle Belastungen zu mildern.

Es gibt aber noch schwerwiegendere Gründe für die Behinderung des weiblichen Lusterlebens: Es ist die jahrtausendealte Unterdrückung der Frau, die Verbannung der lustfähigen «Lilith» aus der Schöpfungsgeschichte als Dämonin in die Einöde[*] – die Angst der narzisstisch gestörten Männer vor einer lustfähigen Frau, der sie sich angesichts ihrer Ängste, Selbstunsicherheit und Minderwertigkeitsgefühle nicht gewachsen fühlen, weshalb sie zur Ersatzlust der Macht über Frauen greifen. In dieser «Logik» muss die

---

[*] Siehe dazu mein Buch «Der Lilith-Komplex. Die dunklen Seiten der Mütterlichkeit», C. H. Beck: München [5]2004, sowie in diesem Buch das Kapitel «Lilith-Komplex und Sexualität», S. 135 ff.

Frau ein «minderwertiges» Objekt bleiben, das man benutzen und beherrschen kann, um sich selbst aufwerten zu können. Ich glaube, dass dies über die Jahrhunderte hinweg wesentlich dazu beigetragen hat, die weibliche Lustfähigkeit zu leugnen, zu vernachlässigen oder aktiv zu behindern. Sexuelle Lustfähigkeit bedeutet Selbstwert, Selbstsicherheit, Eigenständigkeit, Zufriedenheit – allesamt Eigenschaften eines gleichrangigen Lebens, das sich von Abwertung, Unterdrückung und Abhängigkeit emanzipiert hat.

Neben der Tabuisierung oder Verdammung der weiblichen Lust gibt es in der orthodoxen Psychoanalyse einen unabgeschlossenen Streit darüber, ob ein vaginal ausgelöster Orgasmus reifer sei als ein klitoral stimulierter. Einen solchen Gegensatz aufzumachen oder Bewertungen vorzunehmen, halte ich für unsinnig; es steht im Widerspruch zur sexuellen Realität. Die Masturbation bedient sich vorwiegend der Klitoris, bei partnerschaftlichem Sex spielt der vaginale Kontakt eine große Rolle, weshalb aber die klitorale Selbst- oder Fremdstimulation nicht aufgegeben werden muss. Es gehört zur sexuellen Vielfalt, Abwechslung und Faszination, wenn verschiedene Wege zur Lust ausprobiert, gefunden und begangen werden können. Am Ende sind immer Qualität und Quantität des Lusterlebens der eigentliche Zweck und die Mittel dazu weniger wichtig. Die vaginale Lust hat einerseits mit dem Gefühl zu tun, aufnehmen zu können, ausgefüllt (erfüllt) zu werden, verbunden mit der psychischen Bestätigung, gewollt und begehrt zu sein. Andererseits handelt es sich um eine lokale Erregung durch Stimulation von besonders empfindlichen Vaginalregionen und durch Dehnung der Vaginal- und Beckenbodenmuskulatur. Deshalb sind stoßende und reibende Bewegungen in der Scheide – wie sie durch den erigierten Penis vollzogen werden können – zur Ladung und Entladung der Lust gut geeignet.

Viele Männer quälen sich in der vermeintlichen Sorge um ihre Penisgröße. Die Durchschnittsmaße für die Länge des erigierten Penis werden mit 14,4 cm und für den Durchmesser mit 3,95 cm angegeben. Für die sexuelle Lust sind aber Größe und Dicke nicht der Maßstab, sondern das Zusammenspiel der männlichen und weiblichen Genitale. Ein kleinerer Penis kann in einer Vagina mit straffer Vaginal- und Beckenbodenmuskulatur gute Reibung erzeugen und erfahren, wogegen ein größerer Penis einer enger gebauten Frau Beschwerden machen kann, vor allem wenn die Scheide nicht besonders feucht wird. Ein zu langer Penis kann beim tieferen Eindringen das Scheidengewölbe schmerzhaft dehnen oder gar verletzen, weshalb bestimmte Stellungen (z. B. Reitposition der Frau) oder ein zu kräftiges Stoßen Beschwerden verursachen können. Großer Schwanz ist jedenfalls nicht gleich großes Vergnügen! Vielmehr gilt, dass es zu jedem «Topf» den richtigen «Deckel» gibt. Gliedgröße und Vaginalenge oder -dehnbarkeit sind in Relation zueinander zu sehen, um eine gute, schmerzfreie Reibeberührung zu ermöglichen.

Im Allgemeinen gelten für die Erregung der weiblichen Körperlust zwei Organe oder Regionen als besonders geeignet: die Klitoris extravaginal und der G-Punkt intravaginal. Der größte Teil der vaginalen Schleimhaut ist relativ unempfindlich, weil – so nimmt man an – bei stärkerer Sensibilität der Geburtsvorgang kaum möglich wäre, zu sehr würde der kindliche Kopf dann ein empfindliches Nervengeflecht belasten.

Entwicklungsgeschichtlich entspricht die Klitoris dem männlichen Penis und der G-Punkt (die Skene-Drüse oder Paraurethraldrüse) der männlichen Prostata. Die Klitoris schließt das weibliche Genital vorn (im Stehen) bzw. oben (im Liegen) ab, sie ist durch Hautfalten bedeckt, die ihre enorme Empfindlichkeit schützen. Die Klitoris füllt sich bei Erregung wie der Penis mit Blut, schwillt an und richtet sich etwas auf, dabei wölbt sich das Klitorisköpfchen ein wenig vor. Die Schenkel der Klitoris sind nicht sichtbar, sie umrahmen den Scheideneingang und sind dort gut tastbar. Die weibliche Masturbation ist vor allem eine indirekte klitorale Reibung. Mit meist kreisenden Bewegungen der Fingerspitzen werden die Umgebung der Klitoris und die sie überdeckenden Hautfalten stimuliert, bis sich eine Erregungswelle bildet, die sich nach oben und unten ausbreiten kann. Jedes heranwachsende Mädchen sollte wohlwollende und hilfreiche, auch moralische Unterstützung beim Erproben eines lustvollen Umgangs mit dem zentralen weiblichen Lustorgan erfahren.

Es ist ganz und gar keine Reifestörung und ebenfalls kein Hinweis auf ein Beziehungsproblem, wenn die Frau auch bei partnerschaftlichem Sex ihre Klitoris eigenhändig stimuliert oder dies den kundigen Partner machen lässt. Männer stellen sich allerdings mitunter etwas ungeschickt dabei an, wenn sie die Klitoris zu stark oder zu direkt stimulieren wollen. Aber darüber muss und kann natürlich gesprochen werden. Entscheidend bleibt stets die erreichte Lustentladung, auf welchem Weg auch immer, vorausgesetzt, es ist eine gute partnerschaftliche Verständigung möglich. Im Orgasmus ist sich jeder selbst der Nächste! In einer guten Partnerschaft wird dieser Egoismus als Selbstverständlichkeit akzeptiert und lässt sich gut zur eigenen Erregungsstimulation nutzen, indem man sich von der geilen Lust des Partners anstecken und mitnehmen lässt.

Das zweite wesentliche Lustzentrum der Frau ist der G-Punkt. Die Bezeichnung ist ein Namenskürzel des Entdeckers Dr. Ernst Gräfenberg, eines Gynäkologen. Der «G-Punkt» ist in Wirklichkeit gar kein Punkt, sondern ein

Drüsengewebe, etwa von der Größe einer kleinen Dattel, im oberen vorderen Scheidengewölbe, ungefähr 4 bis 5 cm von der Scheidenöffnung entfernt.

Diese paraurethralen Drüsen besitzen wie die Prostata mehrere Ausführungsgänge, die in den Endabschnitt der Harnröhre und in den Scheidenvorhof münden. Die von der Skene-Drüse produzierte Flüssigkeit ist farb- und geruchslos und kann bei sexueller Erregung durch die Harnröhre ausgeschieden werden. Diese Ausscheidung kann von manchen Frauen wie eine Ejakulation abgespritzt werden («weibliche Ejakulation»). Die Skene-Drüse lässt sich mit dem Finger durch die etwas quer geriffelte Schleimhauterhebung gut ertasten. Die Mitte dieser Gegend, ungefähr 1 bis 2 cm im Durchmesser, entspricht dem «G-Punkt». Dieser Punkt kann erregend stimuliert werden, was jedoch nicht alle Frauen als lustvoll empfinden. Da bei der Stimulation des G-Punktes ein indirekter Druck auf die Blase ausgeübt wird, haben manche Frauen das Gefühl, urinieren zu müssen. Erst nach Überwindung dieser Furcht wird es vielen Frauen möglich, durch direkte Stimulation des G-Punktes und gleichzeitige willkürliche (!) Muskelkontraktion des Beckenbodens (wie beim Urinieren) Flüssigkeit auszuscheiden oder im Strahl auszuquetschen. Dabei muss die Harnröhrenöffnung frei sein, die bei eingeführtem Penis oder Finger abgequetscht sein kann. Deshalb ist für die Ausscheidung der Skene-Flüssigkeit, die in alten tantrischen Schriftstücken auch als «Amrita», d. h. so viel wie «Nektar der Göttin», bezeichnet wird, eine Sexstellung mit dem Eindringen des Penis von hinten von Vorteil. Wer versuchen will, solche «weiblichen Ejakulationen», die etwa bei einem Drittel der Frauen möglich sein sollen, zu provozieren, muss eine geeignete Form der Stimulation mit Finger oder Penis finden (von vorn nach oben und von hinten nach unten reibend, stoßend und massierend), dabei darf die Harnröhrenöffnung nicht zugequetscht werden und die Blase sollte entleert sein, um mit der Muskelkontraktion keinen Urin abzudrücken. Das «Abspritzen» von Skene-Flüssigkeit gelingt eventuell besser, wenn nach einigen massierenden Bewegungen der Finger wieder herausgezogen wird, um die Abgangswege freizumachen.

Die «weibliche Ejakulation» wird meistens als sehr lustvoll erlebt, ist aber unabhängig vom eigentlichen Orgasmus. Ein vaginaler Orgasmus wird hingegen am ehesten durch Berühren, Massieren und rhythmisches Anstoßen des G-Punktes ausgelöst; durch die dann erfolgenden unwillkürlichen Kontraktionen der Scheiden- und Beckenbodenmuskulatur wird auch die Skene-Drüse ausgequetscht. Manche Frauen, die davon nichts wissen, wundern sich dann über die größere Nässe, die sie plötzlich auf der Unterlage feststellen. Nicht selten stellt sich daraufhin die Befürchtung ein – und findet sich zuweilen durch ärztlichen Verdacht sogar bestätigt –, man sei inkontinent. Eine solche peinliche Fehleinschätzung gehört aber auch in das kulturelle System der Lustabwehr.

Es ist und bleibt bis heute ein Armutszeugnis unserer abendländischen Kulturgeschichte, dass die zentralen weiblichen Lustorgane, Klitoris und G-Punkt, keine wirkliche Würdigung erfahren. Über die Existenz des G-Punktes wird immer noch gestritten, oder seine hervorragende Bedeutung wird geleugnet. Selbst viele Gynäkologen blamieren sich durch beschämende Unkenntnis und verraten damit etwas von ihrer eigenen Lustangst oder gar Lustfeindlichkeit.

Eine Frau kann sich selbst mit einem Finger an ihrem G-Punkt stimulieren, auch indem sie einen entsprechend gebogenen Dildo verwendet. Noch besser aber kann das ein Partner tun, der mit seinem Finger den G-Punkt massiert und dabei dessen Schwellung unmittelbar wahrnehmen kann.

Viele Paare intensivieren den weiblichen Orgasmus durch eine «konzertierte Aktion» mit Stimulation der Klitoris und des G-Punktes. So kann beispielsweise die Frau ihre Klitoris reiben, weil sie das in der Regel sowieso besser vermag als der Partner, und der Mann kann mit dem Finger oder dem Penis den G-Punkt massieren. Das Paar kann auch herausfinden, in welcher Position sich der G-Punkt am besten stimulieren lässt und zugleich der Frau der Zugang zur Klitoris leicht möglich ist.

Ähnlich wie beim Mann vollendet sich das körperliche Lusterleben bei der Frau durch die Beziehungslust: begehrt zu sein, Komplimente zu bekommen, benutzt und gebraucht zu werden und selbst zu benutzen, sich mit dem Partner austauschen und ihm behilflich sein zu können, sich erregen zu lassen und erregen zu können – alles beste Möglichkeiten gesunder narzisstischer Sättigung.

Erektion und Beziehung

Zu Recht signalisiert ein steifer Penis männliche Kraft und Potenz. Männer sind stolz auf ihre Erektion. In der Sprache des Unbewussten können die «Fahnenstange», der «Leuchtturm», «Schuss- und Stichwaffen» das erigierte Glied symbolisch vertreten – also Gegenstände und Einrichtungen der Ehre, der (Be-)Achtung und der Aggression. «Flagge hissen», «den Weg weisen» und «zum Schuss kommen» sind passende Umschreibungen der erektiven Funktion. Allerdings sind damit auch schon die innerseelischen Schwachpunkte und beziehungsdynamischen Konflikte metaphorisch aufgezeigt. Die Erektion – von organisch bedingten Störungen abgesehen – bedarf des Mutes, sich zu zeigen, der Tapferkeit, in ein dunkles, geheimnisvolles «Land» einzudringen, und der Bereitschaft, Wertvollstes von sich herzugeben. Die Erektion ist die Brücke der körperlichen Vereinigung und ermöglicht die Energie ladende Reibung für den Aufbau und die Entladung der Lust.

So lässt sich die Erektion beziehungsdynamisch verstehen:

- als Zeichen männlicher Ehre und der Verehrung des Sexualpartners;
- als Signal und Vehikel des Mutes und des Vertrauens angesichts unberechenbarer Folgen und Konsequenzen;
- als Bereitstellung aggressiv-lustvollen Handelns;
- als Bereitschaft zu innigster, verschmelzender Nähe und Verbundenheit.

Im Gegenbild des schlaffen Gliedes werden hingegen Selbstwertstörungen, Ängste, aggressive Hemmung und Beziehungskonflikte transportiert. Auf die «Sprache» des Schwanzes darf man sich getrost mehr verlassen als darauf, was man sich denkt, zu wissen glaubt oder nicht wahrhaben will. Mit einer relativ einfachen therapeutischen Technik: «Lass deinen Schwanz sprechen!» können die verschiedenen innerseelischen und beziehungsdynamischen Gründe der Erektionsstörung auf die Bühne gebracht und in ihren Hintergründen und Zusammenhängen verständlich gemacht werden. So kann man seinem Penis auch Dank sagen für die Hinweise, die in Steife oder Erschlaffung zu erkennen sind. Es bedarf nur des Mutes, ein körperliches Geschehen in das psycho- und beziehungsdynamische Verständnis zu übersetzen. So kann ein schlaffes Glied zum Beispiel signalisieren:

- Ich habe Angst, nicht zu genügen.
- Ich bin nicht gut genug.
- Ich will dir nicht zu nahe kommen.

- Ich könnte dich verletzen.
- Ich darf nicht egoistisch sein.
- Ich darf nicht so fordernd und zudringlich sein.
- Ich habe Angst, mich auszuliefern.
- Ich weiß nicht, was mich erwartet.
- Ich fürchte mich vor den Risiken und Konsequenzen.
- Ich verachte dich.
- Ich will mich rächen.
- Ich ekele mich.
- Ich verweigere dir Respekt und Bestätigung.
- Ich will dich verarschen, verhöhnen.
- Ich lehne dich ab.
- Ich brauche dich als «Mama».

Und ein steifes Glied kann etwa zum Ausdruck bringen:

- Ich stehe meinen Mann.
- Ich bin stolz auf meine Männlichkeit.
- Ich zeige dir meine Kraft.
- Ich bin potent, ich beweise mich.
- Ich will Lust.
- Ich erweise dir die Ehre.
- Ich will dir zu deiner Lust behilflich sein.
- Ich liebe dich.
- Ich brauche dich.
- Ich begehre dich – ich will begehrt sein.
- Benutze mich. Ich stehe zur Verfügung.
- Ich gehe ran, ich dringe ein, ich stoße zu (im wörtlichen und übertragenen Sinne).

Wenn wir verstehen, dass in der Reaktion des Schwanzes Körperliches, Seelisches und Beziehungsdynamisches zusammenfließen, kann eine Erektion ein großartiges Symbol ganzheitlicher Liebe sein und die Erektionsschwäche einen wichtigen Hinweis auf zu verstehende Konflikte geben. Aber das steife Glied lässt sich ebenso als Waffe und das schlaffe Glied als Mittel der Kränkung und versteckten Rache missbrauchen.

Ejakulation und Beziehung

Männer sind meistens ejakulationsorientiert. Sie reduzieren Sexualität auf ihre Ejakulation. Sie glauben, Ejakulation sei gleich Orgasmus, und leiden, wenn sie zu schnell *(Ejaculatio praecox)* oder sehr verzögert *(Ejaculatio retarda)* oder gar nicht kommen. Und Frauen können sich abgewertet bis verachtet fühlen, wenn sie den Samen ihres Partners nicht bekommen, oder sie erleben sich beschmutzt und ekeln sich vor dem Ejakulat und fordern dann ein Kondom, unabhängig von Infektionsschutz oder Schwangerschaftsverhütung. In allen diesen Varianten der Bedeutung des männlichen Samenergusses spiegeln sich innerseelische Konflikte oder Beziehungsprobleme. Vorzeitiger Samenerguss kann die harmlose und verständliche Folge von zu seltenem Geschlechtsverkehrs sein, er kann Ausdruck von Angst und Unsicherheit vor dem aggressiven Akt des Eindringens und Stoßens sein, er kann Verachtung und Abwertung der Partnerin bedeuten, die nur benutzt wird, aber selbst keinen Anspruch entwickeln darf. Aber auch eine erregte und geile Frau mit enger Scheide und ungebremster Aktivität kann zum schnellen Samenerguss des Mannes beitragen. Angst vor Infektion oder Schwangerschaft, die Befürchtung, an einem ungünstigen Ort entdeckt zu werden, nicht willkommen zu sein, nicht gut genug zu sein, die Erwartungen der Frau nicht erfüllen zu können, sind mögliche Hintergründe für mangelnde Erektion oder zu schnelle Ejakulation. Diese Ängste korrelieren mit der Erwartung der Partnerin, durch den Samen geschwängert zu werden, narzisstisch aufgewertet oder auch gedemütigt und verunreinigt zu werden. Ejaculatio praecox ist also keine Krankheit, sondern das Symptom einer vielfach determinierten innerseelischen oder beziehungsdynamischen Konfliktlage. Da helfen nur Reflexion und Kommunikation, eventuell auch mit Hilfe eines Beraters.

Gelingt es, den inneren Konflikt und die Beziehungsprobleme – Versagensangst, Aggressionsangst, Beziehungsangst, narzisstische Bedürftigkeit, Kränkung, Rache, Ekel – zu klären und aus ihren Quellen zu verstehen, verliert sich meistens auch das Ejakulationsproblem. Darüber hinaus gibt es kleine technische Hilfen, die man verwenden kann:

- rechtzeitig die Bewegung stoppen und eventuell das Glied herausziehen und einige Sekunden warten, bis man den Koitus fortsetzt;
- den Penis kurz herausziehen und die Peniseichel einige Sekunden zudrücken. Das kann auch die Partnerin machen, es setzt aber eine gute Abstimmung voraus («Squeeze Technique» nach Masters und Johnson);
- einige Sekunden auf den Damm zwischen Hodensack und After drücken;
- Frauen können üben, mit Hilfe ihrer Beckenbodenmuskulatur die Scheide eng oder weit zu stellen und damit die mögliche Ejakulation zu forcieren (Engstellung) oder zu verzögern (Weitstellung).

Am wichtigsten ist aber die Auseinandersetzung des Mannes mit sich selbst und mit den Unterschieden von Sexualität, Ejakulation, Orgasmus und Beziehung.

So kann man Lust an Sexualität ohne Ejakulation entdecken (zusammenkommen, eindringen, Vereinigung genießen, riechen, schmecken, berühren, Zärtlichkeiten austauschen, sich bestätigen und wertschätzen). Die Beziehung bedient sich der Genitalien, ohne ejakulieren zu müssen. Die körperliche Nähe und Vereinigung kann als besondere Intimität erlebt werden, ohne orgastische «Arbeit» und Erschöpfung. Es kann auch zu einer lustvollen Erregung mit großem Vergnügen an Berührung, Geruch, Geschmack von Körpersäften und verbal-emotionaler Bestätigung kommen.

Angesichts dieser Erfahrungen verliert der Ejakulationszwang an Bedeutung. Die Befriedigungsmöglichkeiten werden vielfältiger, Lust und «Kraft» zu sexuellen Kontakten können sich steigern und die Partner können häufiger intim zusammenkommen.

Es ist eine großartige liebevolle Erfahrung und narzisstische Bestätigung, sich körperlich zu vereinigen ohne Ejakulations- und Orgasmusverpflichtung. Auf diesem Weg «heilen» auch manche Erektionsschwächen oder vaginale schmerzhaft-trockene Abwehrreaktionen.

Die Kopulation ist eine wunderbare Gelegenheit zur innigsten Beziehungspflege und zur besten narzisstischen Sättigung; sie ist beinahe unbegrenzt möglich. Dagegen findet die Ejakulationshäufigkeit immer eine natürliche Begrenzung. Das individuelle Maß, wie oft man einen Samenerguss haben sollte oder herbeiführen möchte, hängt entscheidend vom Wohlbefinden ab. Man(n) möchte nicht zu schnell kommen, und die Ejakulation sollte nicht anstrengend sein. Wer zu schnell kommt, sollte gegebenenfalls häufiger ejakulieren – wobei natürlich auch andere Ursachen zu bedenken sind. Macht der Samenerguss Mühe und kommt man(n) dabei ins Schwitzen, sollte man seltener ejakulieren – natürlich auch andere Ursachen bedenkend. Ejakulation ist Hingabe, ist parasympathisch innerviert (trockene, warme Haut und Fluss der Säfte). Auch Speichelfluss zeigt die vegetative Hingabe an, die sich eben nicht durch angestrengtes Rammeln erreichen lässt. Ohne Ejakulation wird die partnerschaftliche Vereinigung – die Beziehungslust – besonders betont; es werden Sinneswahrnehmungen möglich, die ansonsten, insbesondere bei bemühter Anstrengung, verloren gehen. Mit einer nach dem eigenen Wohlbefinden dosierten Ejakulationshäufigkeit muss auch der ältere Mann keine Einbußen an sexueller Attraktivität und Aktivität befürchten. Da er sich nicht erschöpft, kann er häufiger kopulieren, gut für seine Partnerin zur Verfügung stehen und bestimmte Teile des ganzheitlichen Vergnügens besonders genießen.

Mit dieser Einstellung würde vielen Erektions- und Ejakulationsstörungen die neurotische Konfliktenergie entzogen; sie könnten dann ohne weitere Maßnahmen heilen. Störungen dieser Sexualfunktionen sind in den meisten Fällen kein Grund zur Verzweiflung; man sollte sie nicht in Profit für die Pharmaindustrie verwandeln, sondern als Hinweise auf noch nicht verstandene Konflikte nutzen. Die Weisheit des Schwanzes übertrifft immer unsere Großhirnleistung.

Wider das Leistungsprinzip – für das Lustprinzip

- Erotisch-sexuelle Anregungen und Impulse müssen keine Erektion bewirken, sie sind schon an sich Vergnügen genug.
- Eine Erektion zwingt nicht zur Ejakulation, sie ist schon an sich Anlass genug, stolz zu sein, und schafft die Basis für innigste körperliche Vereinigung.
- Eine Ejakulation muss nicht orgastisch sein, sie verschafft erst einmal Entlastung.
- Ein Orgasmus kann bescheiden bleiben oder nicht zustande kommen, es ist dann so, wie es ist.

Alle Unzufriedenheiten sind eine Chance für ein tieferes Verständnis von verborgenen innerseelischen und beziehungsdynamischen Belastungen und Konflikten. So sollten sexuelle Funktionsstörungen nicht symptomatisch bekämpft werden, sondern Anlass sein für Reflexion, Kommunikation und ein ganzheitliches Verstehen des Sexuallebens in seiner körperlichen, seelischen, sozialen und spirituellen Dimension.

Auf die Ejakulation hin und wieder zu verzichten ist in unserer Kultur ungewohnt, zu sehr sind die meisten Männer an narzisstisch begründeten Leistungsehrgeiz gebunden. Potenz heißt meistens Erektion und Ejakulation. Dagegen sind orgastische Potenz, Beziehungspotenz und emotionale Potenz eher Fremdwörter, die kaum verstanden werden. Wer aber auf die Ejakulation auch mal verzichten kann und die Erektion nicht als Selbstwertbeweis braucht, der lebt wesentlich entspannter. So kann man ungezwungen zärtlich sein, viel häufiger kopulieren, wenn man nicht ejakulieren muss, man kann die vielfachen Reize körperlicher und emotionaler Intimität bewusster auskosten. Die Partnerin bleibt auch dann ein erotisch begehrenswertes «Objekt», wenn man den Spannungsabfall durch Ejakulation hinausschiebt, die Beziehungslust wird angereichert, neue Facetten der Persönlichkeit können wahrgenommen und weiter ausgestaltet werden. Die Freiheit zu ejakulieren oder nicht verbessert in aller Regel sowohl die Ejakulations- als auch die Beziehungslust.

Viele Männer sind in der Folge ihrer frühen Mutterbeziehung zu «Mutterbedienern» und «Frauenverstehern» geworden. Ihnen ist beigebracht worden, vor allem für das Wohlbefinden der Mutter zu sorgen und die eigenen Bedürfnisse zurückzustellen, um die Mutter damit nicht zu belasten. Diese Einstellung nehmen sie in die Partnerschaft mit hinein und wollen dann auch beim Sex eher bedienen, als auf die eigene Befriedigung zu achten. Dann richten sie sich auch nach den Bedürfnissen und Erwartungen ihrer Partnerin und wundern sich, wenn Erektion und Ejakulation den Bedienungswünschen nicht mehr folgen wollen. Respekt vor der Weisheit des Penis! Es gibt natürlich auch das genaue Gegenteil, dass in unbewusster Rache gegen die Mutter die Partnerin ohne Rücksicht sexuell benutzt wird. Auch das kann zu entsprechenden Funktionsstörungen führen. In einer guten Beziehung hingegen – befreit von Übertragungen aus der eigenen Frühgeschichte – wird man über die Art und Weise der sexuellen Handlungen Einvernehmen erzielen. Hier kann und sollte der gute Liebhaber natürlich «bedienen» und dabei behilflich sein, dass die Partnerin gut zu ihrer Lust kommen kann, etwa indem er seine Ejakulation so lange zurückhält, bis sie zum Orgasmus kommen kann, oder, wie gesagt, auf die Ejakulation auch mal verzichtet. Die Partnerin wird dafür dankbar sein, dass er für sie nicht zu schnell kommt (und sich dann abwendet), sondern die «Kraft» bewahrt, bald wieder eine lustvolle Vereinigung mit ihr zu vollziehen.

Weibliche Erregung und Beziehung

Meine Aussagen zu diesem Thema bleiben relativ unsicher: Einerseits gibt es keine so eindeutigen und sichtbaren Vorgänge bei der Frau wie die Erektion und Ejakulation des Mannes. Auch die sogenannte weibliche Ejakulation aus der Skene-Drüse ist kein Pendant zum männlichen Samenerguss. Andererseits sind die Auskünfte und Mitteilungen von Frauen zu diesem Thema eher sparsam – auch in den von Frauen unseres Instituts geleiteten Frauen-Workshops bleiben die meisten Aussagen dazu eher unspezifisch.

Am ehesten wird sexuelle weibliche Erregung als wohliges Strömen im Unterleib wahrgenommen, mitunter auch durch ein spürbares Feuchtwerden und Schwellungsgefühl der Vulva. Dabei wächst das Verlangen, penetriert zu werden oder sich selbst anzufassen. Im Unterschied zur männlichen Erregung mit drängender Aktion erleben sich viele Frauen als eher reaktiv. Das heißt, sie reagieren auf Anzeichen, Hinweise, Anspielungen, Angebote. Sie prüfen mehr, sind wählerischer, wollen den Partner stärker kennenlernen, Beziehung und Verständigung sind ihnen meistens sehr wichtig. Männer mit Triebdruck reagieren viel weniger differenziert als Frauen mit «Brutpflege-Instinkt». Männer prahlen mitunter mit ihren Eroberungen, Frauen dagegen fürchten um ihre Würde und ihr Image, wenn sie sich zu schnell und zu leicht hingeben. Offensichtlich stehen sich die männliche Entladungsentlastung und die weibliche Empfängnisverantwortung so gegenüber, dass es zu Konflikten kommen kann. Moderne Empfängnisverhütungsmittel schaffen da einen relativen Ausgleich, der aber in der (biologischen) Tiefe des Erlebens nicht unbedingt erfolgreich ist. Jedenfalls sind immer noch sehr häufig deutliche Unterschiede hinsichtlich Aktion und Reaktion festzustellen.

Die Frage, inwieweit Frauen «primär geil» (also «lilithorientiert») sind, führt immer wieder auf zwei wichtige Hintergrundprobleme. Zum einen gibt es Frauen, die es stark danach drängt, schwanger zu werden. Sie bieten sich dann häufiger ihrem Partner mit sexuellen Bedürfnissen an, und nicht selten ist die «Geilheit» bereits in der Schwangerschaft, spätestens aber nach der Geburt des Kindes völlig verschwunden. Zum anderen leiden viele Frauen an narzisstischen Defiziten, die eine starke bis pervertierte Motivation für Körperkult, Schlankheit, Kosmetik, Mode und operative Korrekturen entstehen lassen. In diesem Zu-

sammenhang kann auch die Sexualität zum Träger narzisstischer Bedürfnisse werden: Aufsehen zu erregen, Blicke auf
sich zu ziehen, Komplimente zu erwarten und danach zu
trachten, begehrt zu werden, sich anzubieten, zu verführen,
einen bestimmten Typen ins Bett zu kriegen sind dann die
eigentlichen Motive, aus denen heraus die Frau schließlich
beim Sex landet. Der sexuelle Akt ist dann auch meistens
hysterisch-narzisstisch: viel Gemache und Gestöhne, Action
im Bett, aber wenig Hingabe und lustvolle Entspannung.
Männer fallen gerne auf solche Anmache herein – mitunter
haben sie aber auch Angst vor den vermeintlichen Erwartungen – und sind dann schwer enttäuscht, dass sie stärker
als Selbstobjekt der Frau gebraucht werden, als selbst Bestätigung zu erfahren. Sie haben den Anschein für Realität
genommen und glaubten sich persönlich gemeint. Bei sexuell ausgehungerten Männern ist das Großhirn nicht selten wie ausgeschaltet. Triebdruck macht blind und blöd
und leider gar nicht so selten auch gewalttätig. Wenn sich
weiblicher Narzissmus und männlicher Trieb paaren, ist das
Drama im Grunde besiegelt: Die Narzisstin wird sich alsbald als besudelt erleben, während der «Triebtäter» in eine
hohle oder leere Beziehung fällt, die seine eigentlichen Bedürfnisse unerfüllt lässt und in die Enttäuschungsaggression führt.

Ausgeprägter Kinderwunsch und starke narzisstische Bedürftigkeit belasten eine partnerschaftliche Beziehung, die
deshalb auch häufig scheitert. Zum starken Kinderwunsch
passt eher ein «väterlicher» Mann und zum weiblichen narzisstischen Sex der Ko-Narzisst, der bedient und vorrangig
auf das Wohl der Partnerin bedacht ist, die er verehrt und die
es genießt, wenn sie im Rampenlicht steht und auch von anderen begehrt wird. Das bleibt immer eine Gratwanderung
zwischen Eitelkeit und Kränkung.

Kinderwunsch, Mutterstress, Karrierestreben und betonte Äußerlichkeiten verdecken häufig sexuelle Funktionsstörungen. Dann stehen Schwangerschaft, Kinderbetreuung, der Beruf, feministische Ideologien oder die Mode im Dienst der Lustabwehr bzw. der Kompensation von Luststörungen. Kinderpflege, Arbeit, die eigene Körperpflege und ewige Diskussionen verdrängen Raum und Zeit für strömende Hingabe. Die Ablehnung sexueller Angebote, das Verständnis von Sexualität als Zahlungsmittel in einem System von Belohnung und Strafe, die Abwertung sexueller Handlungen («Du willst immer nur das eine!», «Hast du nichts anderes im Kopf?», «Solche Schweinereien mache ich nicht mit!», «Ich lasse mich doch nicht benutzen!», «Du meinst mich gar nicht!», «Ich habe Kopfschmerzen!», «Ich bin zu müde», «Du tust mir weh!»), und auch spezifische Funktionsstörungen und Beschwerden (Trockenheit und Schmerzen beim Geschlechtsverkehr, häufige Entzündungen des Urogenitalbereiches) sind die weiblichen «Waffen», um Luststörungen zu verbergen, den Kränkungs- und Leidensdruck auf den Partner zu projizieren oder um Partnerschaftskonflikte bzw. den «Geschlechterkampf» via Sexualität auszuagieren. Geopfert wird dabei immer die Lust; nicht selten konnte sich die Fähigkeit dazu gar nicht erst entwickeln. Männer, die das verständnisvoll hinnehmen, sich sogar schlecht behandeln lassen und sich nahezu masochistisch quälen, übertragen in der Regel ihre schlechten Erfahrungen mit der Mutter auf die Sexualpartnerin. Sie schützen damit ein idealisiertes Mutterbild, das sie zur Abwehr bitterer Erkenntnisse über die Realität des mütterlichen Verhaltens benötigen.

Sexuelle Stellungen und Beziehung

Von jeher werden sexuelle Stellungen in ihrer Bedeutung für die Chancen der Befruchtung, für besondere Erregungsmöglichkeiten und für die Abwechslung des Liebeslebens beschrieben und entsprechend empfohlen. Hier soll es um ihre Bedeutung je nach Befindlichkeit und Beziehungsdynamik gehen. Dabei spielt vor allem das Verhältnis von Aktivität und Passivität und von Dominanz und Unterordnung eine entscheidende Rolle. Wer geübt ist, seine sexuellen Bedürfnisse in der Beziehung zu reflektieren und zu besprechen, der weiß auch, dass es ganz unterschiedliche und wechselnde Wünsche gibt, sexuell aktiv zu sein; dass es genauso wichtig sein kann, das Geschehen zu kontrollieren und entsprechend Regie zu führen wie sich mitreißen und benutzen zu lassen. Die sexuelle Variabilität lebt von diesen Unterschieden, abhängig von Stimmung, Belastung, Bedürftigkeit und Geltungswünschen. Dies ist ein weiteres Beispiel dafür, wie wichtig Kommunikation über die jeweilige Situation ist, die von Tag zu Tag, mitunter von Stunde zu Stunde wechseln kann. Je besser ein Mensch die Dynamik seiner Stimmung und Bedürfnislage wahrnimmt und sich darauf einstellt, desto größer sind die Lust- und Entspannungschancen im Gegensatz zur Eintönigkeit eines immer gleichen Ablaufs des sexuellen Geschehens, wie es charakterlicher Rigidität oder angstvoller Unsicherheit entspricht. Im ewig gleichen Trott erlahmt die Faszination der intimen Begegnung allmählich, aber sicher, weil die situativen und partnerschaftlichen Unterschiede missachtet werden und infolgedessen der Kontakt zum wirklichen Bedürfnis und zum Partner nicht gefunden und weiterentwickelt werden kann.

Angesichts der Vielzahl möglicher sexueller Positionen bietet sich immer diejenige an, die der jeweiligen Befindlichkeit und der situativen Beziehungsdynamik am besten entspricht. Lässt man sich von seinen Wünschen und Bedürfnissen leiten und spricht sich mit dem Partner ab, dann bleibt auch das sexuelle Geschehen abwechslungsreich und vergnüglich, statt immer gleich abzulaufen oder in Erwartungs- und Leistungsstress zu münden. Dazu bedarf es des Mutes, seine wechselnden Gelüste zu erforschen und sich im Verhandeln mit dem Partner zu üben. So wird jede sexuelle Position spezifische – psychische und beziehungsdynamische – Wirkungen entfalten, die nur ganz individuell erlebt werden können.

Doch erleichtern bestimmte Positionen auch den Ausdruck und den Transport spezifischer Bedürfnisse. So wird derjenige, der aktiv sein und eventuell auch dominieren möchte, besser «oben» liegen oder sitzen, weil das der eigenen Bewegungsfreiheit und der Kontrolle über den Partner zugutekommt. In der klassischen «Missionarsstellung» (Mann liegt längs auf der Frau) ist der beherrschende Körperkontakt sehr umfassend, aber kaum Blickkontakt möglich. Das Körpergewicht des Mannes erhält dabei bedrückende Bedeutung. Dies ändert sich sofort, wenn der Mann im Knien in seine Partnerin eindringt, dann befreit er sie von seiner Last, konzentriert die körperliche Berührung auf die Genitalien und beide können Blickkontakt herstellen und halten. Sich im Sexualakt anzuschauen bedeutet ein hohes Maß an Intimität. Die Augen sind Energieträger. Sie senden und empfangen. So kann man Erregung, Verzückung, liebevolle Zuneigung, Anerkennung, Bestätigung oder Zustimmung übermitteln, aber auch Angst, Schmerz, Traurigkeit, Enttäuschung, Erschrecken oder Empörung signalisieren. Der Blickkontakt ist nahezu ein Diagnostikum für Befindlichkeit und Beziehungslust und lässt sich sehr hilfreich zur Regulation einsetzen.

Das Eindringen von hinten ist für viele Männer am aggressiv-geilsten, verbunden mit dem Gefühl der Inbesitznahme und der willigen Verfügbarkeit. Manch einer wird in dieser Position sogar dazu neigen, «mit der ganzen Frau» zu masturbieren, indem sie – an der Hüfte gepackt – hin- und hergeschoben wird. Das ist natürlich eine besondere Herausforderung für die Beziehung und ermöglicht nur dann ein beiderseitiges Vergnügen, wenn Benutzen und Benutzenlassen für diesen einen Moment gut zusammenkommen. Er kann das Bedürfnis haben, sich etwas zu nehmen und dabei sicher zu sein, dass es ihm zusteht und er darüber verfügen kann, und sie kann sich darin gefallen, begehrt zu werden und zu Diensten sein zu dürfen. Das seelische Innenleben und der Alltag provozieren solche Bedürfnislagen, die im Zusammentreffen großes Vergnügen und Befriedigung bieten, hingegen bei fehlender Übereinstimmung größte Konflikte und Kränkungen verursachen können.

Die gegenteilige Konstellation ist ebenso gut möglich, da möchte die Frau über den Schwanz ihres Partners nach Belieben verfügen und ihn auf verschiedene Weise zur Luststeigerung benutzen, und er ist glücklich und stolz, so gebraucht zu werden und dabei gar nicht viel machen zu müssen. Sie kann endlich mal eine abhängige Position des Arbeitsalltages verlassen, und er ist davon entlastet, dominieren zu müssen. Den attraktiven oder geliebten Körper des Partners umfassend anzuschauen, zu berühren, hin- und herwenden zu können und unterschiedliche genitale Vereinigungen auszuprobieren kann ein großes Vergnügen für alle Sinne bedeuten, noch fern von jeglichem Druck, zu ejakulieren oder einen Orgasmus zu entwickeln. Von der inneren Befindlichkeit zu passenden sexuellen Stellungen zu finden bietet bessere Chancen zur Zufriedenheit, als den Leistungs- und Akrobatikweg zu gehen, alles machen zu wollen, was man irgendwo gehört, gelesen oder gesehen hat. Sexuelle Lust erlernt man kaum aus Büchern, sondern mit Hilfe reflektierter Erfahrungen.

So bieten die verschiedenen sexuellen Positionen hervorragende Möglichkeiten, unterschiedlichsten Bedürfnissen nachzugehen und diese auch auszuleben. Machen Sie Erfahrungen damit, wenn Sie bedient sein wollen oder den anderen benutzen möchten, wenn Sie lieber mit entschlossener Bestimmtheit vorgehen oder sich vertrauensvoll mitnehmen lassen wollen; wie es «sich anfühlt», wenn Sie endlich einmal danach handeln, wonach Ihnen wirklich ist, und sich dabei bestätigt erleben, und wie angenehm es sein kann, nicht besonders aktiv werden zu müssen. Solche Unterschiede sind vom Geschlecht unabhängig; aufgrund charakterlicher Einengungen und von Beziehungsritualen, die wie Fesseln wirken, kann man aber womöglich nicht frei darüber verfügen. Mitunter machen dann Phantasien auf unterdrückte und tabuisierte Wünsche aufmerksam, die innerseelische oder Beziehungskonflikte signalisieren, welche man zur Sprache bringen oder mit therapeutischer Hilfe klären kann.

Sexualität ist immer auch ein Diagnostikum und – wenn man so will – ein vergnügliches therapeutisches Übungsfeld. Durch das Ausprobieren verschiedener Stellungen kann man viel über sich selbst und die momentane Befindlichkeit erfahren. So ist die situative Auswahl und Bevorzugung bestimmter sexueller Positionen weniger ein Thema von Technik und Leistung, sondern eher eine gute Möglichkeit, die innerseelische und beziehungsgetragene Befindlichkeit und Bedürftigkeit zu gestalten.

Orgastische Potenz

Wilhelm Reich (1897–1957)[*] hat den Begriff der «orgastischen Potenz» geprägt und damit die Grundlage geschaffen sowohl für das Verständnis der Qualität des sexuellen Lusterlebens als auch für die Quantität der Entspannungschancen durch Sexualität. Für meine Arbeit und mein Verständnis der Bedeutung von Sexualität für die somato-psychosoziale Gesundheit oder Erkrankung bildet «orgastische Potenz» eine wesentliche Orientierung in diagnostischer wie auch in therapeutischer Hinsicht.

Innerseelische Konflikte und Beziehungsstörungen beeinträchtigen immer die orgastische Potenz. Luststörungen weisen nachdrücklich auf unbewusste und damit unerkannte seelische Probleme oder auch auf verleugnete Beziehungskonflikte hin. Meine weiteren Ausführungen basieren auf den Reich'schen Erkenntnissen, soweit ich sie aus meinen Erfahrungen bestätigen kann.

«Orgastische Potenz» muss von der Fähigkeit zur Erektion und zur Ejakulation unterschieden werden. Auch die lustvolle Erregung des weiblichen Genitals mit Anschwellen und Feuchtwerden ist damit nicht gemeint. Dieser Unterschied wird meistens nicht gemacht und auch nicht verstanden. Wenn Männer mit ihrer Potenz prahlen, meinen sie vor allem die Härte und Dauer ihrer Erektion (die sich etwa auch durch Viagra pharmakologisch herstellen lässt), sie meinen die Häufigkeit, mit der sie Geschlechtsakte vollziehen können, mitunter auch die Heftigkeit ihrer sexuellen Motorik oder gar nur ihre Penisgröße im Sinne

---

[*] Wilhelm Reich: «Die Entdeckung des Orgons I. Die Funktion des Orgasmus», Fischer Taschenbuch Verlag: Frankfurt am Main 1973.

von großer Schwanz gleich große Potenz (was natürlich Unsinn ist).

Meistens nicht berücksichtigt wird hingegen die Qualität des Lusterlebens. Das häufige und wiederholte Verlangen nach sexueller Aktivität ist in aller Regel gerade nicht ein Ausdruck besonderer orgastischer Potenz, sondern eher ein Hinweis darauf, dass eine lustvolle Hingabe an die Entspannung nicht gelingt, mit der Folge, dass Erregungsspannung zurückbleibt, die immer wieder abgeführt werden möchte, ohne dass die zugrunde liegenden Hemmnisse erkannt würden. Wer also besonders häufig will und kann, sollte mit angeberischen Äußerungen zurückhaltend sein, da darin eher Not und Störung zum Ausdruck kommen können als echte Potenz.

Bei der Suche nach der Energiequelle, nach dem körperlichen Kern seelischer Erkrankungen, ist Wilhelm Reich auf die Funktion des Orgasmus gestoßen, durch den der Energieausgleich gesichert werden kann. Spannungen werden dadurch abgeführt und dem Entstehen neurotischer Symptome wird Energie entzogen.

Zur orgastischen Potenz gehören ein *sensorisches* und ein *motorisches Lusterleben*. Am Anfang der sexuellen Aktivität steht die Phase der willkürlichen Beherrschung der Luststeigerung. Dafür können alle Sinne (Sehen, Hören, Riechen, Schmecken, Berühren) eingesetzt werden. Die Sexualpartner sollen sich möglichst auf die Erregung ihrer Genitale konzentrieren können, mit dem wachsenden Drang beim Mann, eindringen zu wollen, und bei der Frau, aufnehmen und einsaugen zu wollen. Beide Partner sind idealerweise einander zärtlich zugewandt, ohne feindselige, aggressive, rachelüsterne oder sonstwie abwertende Gedanken. Reden, Lachen und Rauchen werden überflüssig – nur aufreizende, aufgeilende erotische Bestätigungen werden evtl. gewechselt – und alle bestehenden Unstimmigkeiten verlieren vorübergehend völlig an Bedeutung. Beide Partner sind aktiv. Durch Stellungswechsel, Veränderung des Rhythmus und vielfache Berührungen wird die genitale Erregung langsam gesteigert, ohne Hast und Härte. Die lustvollsten Bewegungen sind meistens langsam, ruhig, bestimmt und ohne Anstrengung. Bei kleinen Ruhepausen und Initiativwechsel bleibt die Erregung erhalten und kann sich über den ganzen Körper ausbreiten, was durch trockene Wärme, Rötung, «Strahlung» und sensorische Empfindungszunahme bis hin zur «Gänsehaut» wahrgenommen wird. Wie lange diese Phase zeitlich ausgedehnt wird, hängt vom Wunsch der Beteiligten ab, von den äußeren Umständen und vor allem von der Fähigkeit, lustvolle Erregung anwachsen zu lassen und halten zu können – fünf Minuten bewusste Luststeigerung sind relativ kurz, sechzig Minuten vielleicht relativ lang.

Dann folgt mit der Phase der unwillkürlichen Muskelkontraktion das *motorische Lusterleben*, das nur Sekunden anhält. Die Erregung lässt sich nicht mehr regulieren und beherrschen, sie erfasst die ganze Persönlichkeit und strömt jetzt vom Genital ab. (Es existiert dazu ein schönes «Bild»: Anfangs wedelt der Hund mit dem Schwanz, dann wedelt der Schwanz mit dem Hund.) Das Abströmen der Erregung durch die Muskelkontraktionen der Genital- und Beckenbodenmuskulatur bedingt das lustvolle Gefühl der Entspannung. Dabei können sich rhythmische (nicht krampfhafte) Muskelkontraktionen über den gesamten Körper ausbreiten – was die lustfeindliche Sozialisation in unserem Kulturkreis kaum noch zulässt. Auf jeden Fall aber kommt es zu einem Rückströmen der Erregung vom Genital auf den ganzen Körper, wodurch die aufgestaute Spannung abfällt. Im Moment der Akme – des Erregungshöhepunkts mit Beginn der Muskelkontraktion, die auch den Samenerguss bewirkt – besteht eine relative Bewusstseinsverengung – vollständig auf das Lusterleben konzentriert, auch innerlich weg vom Partner, weshalb die Franzosen auch vom «kleinen Tod» – *le petit mort* – sprechen. Wobei gute Entspannung dann wieder zur lebendigen Dankbarkeit gegenüber dem Partner hinführt.

«Orgastische Potenz» lässt sich also an der Möglichkeit und an der Fähigkeit messen, Sexualspannung auf das Genital zu konzentrieren, sodann die Unwillkürlichkeit des Abströmens von Energie zuzulassen und die affektive Aufmerksamkeit – trotz eventuell vorhandener Konflikte – vollständig auf das lustvolle Geschehen zu richten. Zuerst das aufladende energetische Hinströmen zu den Genitalien, danach das entladende Abströmen zur Peripherie, zum Partner und «in die Welt». Die Potenz lässt sich dann indirekt an der nachfolgenden wohligen Entspannung, am Ruhe- oder Schlafbedürfnis und einer dankbaren, zärtlichen und gesättigten Zuwendung zum Partner ablesen.

Diese Erkenntnisse haben mein psychotherapeutisches Verständnis und vor allem die therapeutische Praxis entscheidend beeinflusst. Die tiefenpsychologischen bzw. psychoanalytischen Theoreme psychosozialer Erkrankungen müssen das körperliche Korrelat von Störungen der orgastischen Potenz unbedingt mit berücksichtigen. So kann ich mir eine seelische Tiefenarbeit nicht mehr ohne die körpertherapeutische Dimension vorstellen. Im Körper sind alle psychischen und sozialen Probleme des Menschen abgebildet und auch verankert. Körperpsychotherapeutische Interventionen, die vor allem Muskelblockaden und damit auch Gefühlsstau auflösen helfen, werden dadurch unverzichtbar. Trotz jahrelanger Erfahrungen ist es für mich immer wieder faszinierend und überraschend, wenn sich akute körperliche Beschwerden in einem Gefühlsprozess auflösen lassen oder körperliche Erkrankungen auf einen psychischen Hintergrund und gestörten Energiefluss bezogen und auf körper-psychotherapeutischen Wegen gebessert oder sogar geheilt werden können.

Beziehungsstörungen – vor allem solche, die schon auf die frühe Kindheit zurückgehen und mit psychischen Abwehr-vorgängen, Gefühlsbeherrschung und -unterdrückung ein-hergehen – manifestieren sich stets auch körperlich, etwa durch Muskelverspannungen und muskuläre Gegenreaktio-nen, sobald sich Gefühle ankündigen. Wenn man Grund hat, am liebsten zuschlagen oder weglaufen zu wollen, wenn man schreien möchte vor Ungerechtigkeit oder Sehnsucht und bitterlich weinen müsste, weil man so unverstanden und ver-lassen bleibt – aber das alles nicht darf, weil dadurch alles nur noch schlimmer würde –, muss man diese Gefühlsim-pulse zurückhalten und sich selbst verbieten. Ohne musku-läre Bremse aber kann man weder Wut noch Schmerz, noch Trauer beherrschen. So zwingt die Gefühlsbeherrschung den Menschen in einen Muskelpanzer, in ein Korsett der emotio-nalen Hochladung, die nun andere Ventile benötigt und sucht. Das sind dann unsere Beschwerden, Erkrankungen und die vielfältigen Ablenkungen und Beschäftigungen, die übertriebenen Anstrengungen und Leistungen, mit denen wir uns unnötig und sinnlos belasten, um aufgestaute Ener-gie auf irgendeine Weise ersatzweise zu verbrauchen.

Volle «orgastische Potenz» bleibt heutzutage ein kaum noch erreichbares Ziel, zu sehr wird unser Sexualleben durch beziehungsdynamisch-erzieherische und sozialökono-mische Entfremdung beeinflusst. Wer verstanden und viel-leicht auch schon erlebt hat, dass nicht häufiger Geschlechts-verkehr, eine größere Anzahl von Sexualpartnern, vielfältige Sexualtechniken und die Anwendung von allerlei Sexspiel-zeug die orgastische Potenz ausmachen und verbessern kön-nen, der beginnt vielleicht, an seiner wirklichen Lustfähigkeit zu arbeiten. Dabei ist es ganz wichtig zu verstehen, dass «orgastische Potenz» keine «Zielmarke» ist, sondern immer nur ein Bemühen um Luststeigerung unter Berücksichtigung dynamischer Vorgänge sein kann. Das heißt ganz einfach: mal mehr, mal weniger Lustfähigkeit. Aber die Unterschiede lassen sich analysieren und in ihren Zusammenhängen und Hintergründen verstehen – eine gute Basis, um die Lustvoraussetzungen zu verbessern. Das ist körperlich eine sehr angenehme Aufgabe und beziehungsdynamisch immer lohnend, wenn damit Stagnation, Langeweile, erotisches Desinteresse und Konflikte vermindert werden können.

Will man Sexualspannung aufbauen, halten und auf das Genital konzentrieren, ist dazu eine relative Freiheit von anderen Spannungen – vor allem von Konfliktspannungen und Stresssituationen – so notwendig wie hilfreich. In der frühkindlichen Entwicklung folgt nach psychoanalytischem Verständnis die genitale Lustfähigkeit der «oralen» und «analen» Befriedigung. Das heißt übersetzt, dass alle ungelösten oralen Bedürfnisse – also nicht gut versorgt worden zu sein, und zwar nicht nur mit Nahrung, sondern vor allem auch mit liebevoller Zuwendung, mit Einfühlung und Bestätigung – ein Befriedigungsdefizit hinterlassen, mit der Folge, dass der Betreffende so vehement auf Versorgung und Liebe aus ist, dass er sich sexueller Aktivität kaum zuwenden kann. Ein möglicher Erregungsaufbau landet deshalb kaum in den Genitalien, sondern bleibt «oral», im weiteren Sinne zuwendungs- und liebesbedürftig. Auch in der Sexualität will man dann versorgt werden. Und im engeren Sinne stehen Essen, Trinken, Rauchen, Reden, Lecken, Saugen oder «Blasen» stärker im Vordergrund als die eigentliche genitale Lust.

Mit «anal» ist die Fähigkeit gemeint, hergeben, loslassen und auch zurückhalten und darüber relativ frei entscheiden zu können. Darin bilden sich frühe Erziehungsstrenge, Ein-

schüchterung und Verängstigung, aber auch elterlicher
«Vampirismus» und emotionale Ausbeutung ab. Wer also
starkem elterlichen Zwang und Druck ausgesetzt war, in
hohem Maße zu Disziplin, Ordnung und Pflichterfüllung
angehalten oder durch rigide Moralvorstellungen eingeengt
wurde, der kann sich auch später schwerlich spontanen
Gelüsten überlassen und die Kontrolle über ein enges Nor-
mengebäude aufgeben. Wer keine individuellen Bedürfnisse entwickeln und nicht spontan-emotional reagieren
durfte, wessen Eltern alles besser wussten, nur belehrt und
das Verhalten ihrer Kinder ausschließlich ihrem Willen un-
terworfen haben, der bleibt eingeengt und angstvoll darauf
bedacht, keine Fehler zu machen, so dass unwillkürliche Reaktionen sexueller Lust ängstigen müssen und eine verströ-
mende Hingabe unmöglich wird. Es gibt indessen auch Eltern, die die Gedanken und Gefühle ihrer Kinder besetzen
und ihnen weder Geheimnisse noch einen eigenen Willen
lassen – auch in diesem Fall wird die Sexualität durch Plan,
Struktur und Regeln eingeengt und ein Kontrollverlust im
Grunde unmöglich. Ganz frühe traumatische Erfahrungen,
wie sie aus «Mutterbedrohung» oder sexuellem Missbrauch
resultieren, verleihen natürlich bereits allen Formen sexueller Annäherung bedrohlichen Charakter und behindern
einen genussvollen und zärtlich-liebevollen Umgang mit
erotischer Zuwendung und dem Sexualakt. Dann muss
meistens alles eher schnell und heftig erfolgen. Um von dem
als bedrohlich empfundenen Sex abzulenken, muss viel kon-
fliktgeladene Spannung erhalten bleiben, mit der Folge, dass
genussvoller Spannungsaufbau und vertrauensvolle Hingabe so gut wie ausgeschlossen sind.

Um loslassen, um sich dem vegetativen Prozess überlassen
und unwillkürliche Muskelkontraktionen zulassen zu können, ist eine relative Freiheit von aufgestauten Gefühlen und

verdrängten Konflikten sehr hilfreich. Es ist eine spezifische körperpsychotherapeutische Erfahrung, dass sich unterdrückte Gefühle und ungelöste Konflikte in Muskelverspannungen, Körperhaltungen und muskulären Gegenreaktionen (z. B. sich steif machen, Atem anhalten, sich verkrampfen) manifestieren und infolgedessen unwillkürliche Muskelbewegungen einschränken und verhindern. Die körperpsychotherapeutische Praxis zeigt, dass Gefühlsentladungen aus aufgestauten Konflikten und Defiziten *vor* dem Sex meistens auch das sexuelle Lusterleben – die orgastische Potenz – verbessern. Schwerwiegende ungeklärte (natürlich auch unbewusste) seelische Belastungen beeinträchtigen hingegen das sexuelle Lusterleben erheblich – eine Einsicht, die sich auch umkehren lässt: Die fehlende oder ungenügende Entspannung durch Sexualität nährt energetisch die psychischen, psychosomatischen und psychosozialen Konflikte.

Arbeit an der «orgastischen Potenz» ist analytische Erinnerungsarbeit, emotionale Körperarbeit und empathische Beziehungsarbeit. Daran wird die Ganzheit von Lust und Beziehung deutlich. So verstehe ich heute «orgastische Potenz» als einen komplexen Vorgang, dessen Qualität sich verbessern lässt:

- wenn man körperlich gut «laden» und «entladen» kann;
- wenn man den Partner mit allen Sinnen zu genießen vermag;
- wenn man bereit ist, dem Partner bei seinem Orgasmus behilflich zu sein;
- wenn man sich vom Partner willkommen erlebt und liebevoll bestätigt weiß;
- wenn man das eigene sexuelle Handeln als «gottgefällig» (ohne Scham und Schuld) akzeptieren kann und die Vereinigung zweier «Energiefelder» als eine Qualität erfährt, die über die individuellen Möglichkeiten hinausreicht.

Wie komme ich zum Orgasmus?

Wenn in einer vertraulichen Sprechstunde ehrlich und differenziert über Sexualität reflektiert wird, steht oftmals schließlich die Frage im Raum: «Und wie komme ich zum Orgasmus?» Oder: «Wie kann ich meine Orgasmusfähigkeit verbessern?» Damit sind Frauen wesentlich häufiger beschäftigt als Männer. Zu Recht und zu Unrecht! Zu Recht, weil Frauen keinen sichtbaren Entladungsvorgang – wie die Ejakulation – vorweisen können, und zu Unrecht, weil von den meisten Männern und Frauen Ejakulation und Orgasmus nicht unterschieden werden. Werden jedoch Samenerguss und orgastische Welle differenziert, haben Männer nicht weniger Orgasmusbehinderungen als Frauen. Hinsichtlich der Problematisierung dieses Themas sind Frauen sogar im Vorteil insbesondere dann, wenn sie ihre Orgasmusfähigkeit verbessern wollen, was den meisten Männern aufgrund der genannten Verkennung gar nicht in den Sinn kommt.

Inzwischen dürfte klar geworden sein, dass es auf die gestellte Frage keine einfache und auf jeden zutreffende Antwort gibt. Aber das Problemfeld lässt sich weiter erforschen und im Hinblick auf mögliche Konfliktlagen und den Grad der Erfahrungen differenzieren. So richte ich als Therapeut meine Aufmerksamkeit auf folgende Fragen:

- Welche Erfahrungen hinsichtlich Masturbation liegen vor? Gibt es also Erfahrungswissen, wie man sich angenehme und lustvolle Gefühle selbst verschaffen kann?
- Welche Gedanken beeinflussen sexuelle Handlungen? Dadurch lassen sich Ängste, Verbote, Gebote, Hemmungen, Einschüchterungen, falsche Vorstellungen, negative Erfahrungen, Traumatisierungen und Konflikte aufspüren, gegebenenfalls besprechen und klären.

- Wie sieht die Beziehung zum Sexualpartner aus? Welche Probleme, Spannungen, Konflikte, Wünsche, Enttäuschungen u. a. gibt es?
- Welche Einstellung und Erfahrungen mit Sexualität liegen vor und wie ist die Abstimmung mit dem Partner möglich? (So kommt es gar nicht so selten vor, dass man durch Masturbation gute Lusterfahrungen hat, aber bei partnerschaftlichem Sex nicht – also wird das Problem in der Beziehung zu suchen sein.)

Die Reich'sche Orgasmusformel: *Spannung – Ladung – Entladung – Entspannung* ist sehr hilfreich, um die verschiedenen Störquellen für einen Orgasmus differenzieren zu können:

1. Spannung: Störungen der sexuellen Bedürfnisspannung weisen eventuell auf körperliche Erkrankungen hin. Andernfalls sind die Einstellungen zu Sexualität und Moral (kulturelle und religiöse Normen) zu diskutieren sowie natürlich intrapsychische und interpersonelle Konflikte, die einem die Lust auf sexuelle Aktivitäten vermiesen.

2. Ladung: Sexuelle Spannung muss zum orgastischen «Abschuss» aufgeladen werden. Das geschieht vor allem durch Reibung der Genitalien und Bewegung des Beckens. Dazu sollte der Muskelstatus beachtet werden (chronische Verspannungen aufgrund von Gefühlsstau lassen wenig Freiraum zur sexuellen energetischen Ladung in der Gegenwart).

3. Entladung: Die Kontrolle kurzzeitig aufgeben zu können setzt die Fähigkeit voraus, loszulassen und zu vertrauen. Dadurch rücken Persönlichkeitsmerkmale und Beziehungskonflikte in den Brennpunkt der Analyse. Die Kontrolle zu behalten, zwanghaften Ritualen zu folgen, nichts hergeben und zulassen zu wollen sind angelernte Schutzmechanismen, um schwelende seelische Verletzungen nicht wiederzubeleben. Die Auflösung einer Hingabestörung benötigt in der Regel therapeutischen Schutz und entsprechende Unterstützung bei der Verarbeitung früher psychosozialer Verletzungen.

4. *Entspannung:* Die Tiefe der Entspannung entspricht der Fähigkeit zur Entladung. Aber immer ist die Entspannung beim Sex eine «nur» begrenzte und situative Befriedigung und nicht geeignet, die ganze Sehnsucht und Bedürftigkeit eines Menschen zu stillen. Wer also schlecht entspannen kann durch Sex, der ist zumeist noch voller Bedürfnisse aus ganz anderen Quellen (meistens narzisstischer und oraler Art – also bestätigt und versorgt werden zu wollen), die emotional verarbeitet werden müssten, um mit der durch Sex möglichen Entspannung richtig zufrieden sein zu können.

So lautet die allgemeine Antwort auf die Frage: Orgasmus ist Ausdruck einer Lebensform, in ihm nimmt eine Weltanschauung Gestalt an, er ist die Frucht eines ganzheitlichen Verständnisses und Geschehens, eines Zusammenspiels von Genitalien, Herz und Kopf, belebt von Energie, die uns miteinander verbindet und an einem Mysterium teilhaben lässt. Und konkret können Körperübungen und Atemtechniken zur Gefühlsentladung, Analysen des Erlebens, der Einstellungen und Haltungen zur Sexualität sowie klärende Gespräche mit dem Partner Möglichkeiten bieten, die Orgasmusfähigkeit zu verbessern.

«Huckepack-Orgasmus»

Diesen Begriff habe ich geprägt, um zwei ganz wichtigen Vorgängen einen Namen zu geben, der zugleich ihr Verständnis erleichtern soll.

«Huckepack» kenne ich als eine Bezeichnung dafür, auf dem Rücken eines anderen mitgenommen zu werden. Man wird also getragen und kommt vorwärts, ohne sich selbst bewegen zu müssen. Eine solche Mitnahme kann auch in der Sexualität eine hilfreiche Rolle spielen. Wie wir wissen, sind echte Gefühle ansteckend. So, wie uns Schmerz und Trauer eines anderen tief erschüttern, Wut eines Fremden uns selbst erregen, das herzhafte Lachen in Gesellschaft uns ebenso heiter stimmen kann – sogar ohne zu wissen, worum es jeweils eigentlich geht –, so ist auch die echte Lust des einen für den anderen ein konkurrenzloses Aphrodisiakum.

An der Mitnahmeerregung lässt sich auch am besten feststellen, wie sehr ein Orgasmus vorgetäuscht ist oder wirklich stattfindet. Dass hysterische Erregung animierend wirken kann, hat mit der Phantasie des Beteiligten zu tun. Selbst bei Prostituierten, bei denen es zur beruflichen Pflicht und auch zur persönlichen Würde gehört, sich nicht wirklich erregen zu lassen, kann der Freier seine Einbildung gut zur erotischen Animation benutzen. Im Bordell werden in erster Linie Phantasien vermarktet. Ohne diese Projektion würde das Geschäft mit gekaufter Sexualität nicht funktionieren. Aber zu einer Hure oder zu einem Callboy geht man in der Regel nur – von pathologischen Gründen abgesehen –, wenn man in sexueller Not ist und körperliche Entspannung braucht und dabei auch eine phantasiegetragene Beziehungslust erfüllender erlebt als die Einsamkeit der Masturbation.

Der «Huckepack-Orgasmus» meint etwas völlig anderes: dass die echte Erregung eines Partners die sexuelle Lust auch des anderen entfachen und steigern kann, selbst wenn man zunächst von sich aus gar nicht an sexueller Aktivität interessiert war oder aus irgendeinem Grund zu erschöpft oder mit anderen Dingen belastet ist. Dies kann als ein großartiger Beziehungsdienst erlebt werden – das Beste und auch das Wichtigste, was man wirklich hilfreich für die Erregung des anderen tun kann. Inwieweit sich der Partner aber erreichen und lustvoll mitnehmen lässt, das liegt nicht mehr in der Macht und Möglichkeit des Aktivierenden. Die Körperlust schafft die Basis für den «Huckepack», die Beziehungslust sollte indessen frei von Kränkungen über den Mitnahmeeffekt bleiben. In einer guten Beziehung ist das natürlich kein Problem.

«Huckepack» kann aber noch etwas anderes meinen: Stress, Ärger, Sorgen sowie aufgestaute Gefühle, die durch gegenwärtige Ereignisse «getriggert» sind (so kann z. B. eine aktuelle Kränkung eine frühe Abwertung durch die Eltern reaktivieren), belasten das Lusterleben und können es sogar unmöglich machen. Körperlich sind solche belastenden Emotionen meistens im Oberkörper muskulär festgehalten. Dringt nun doch eine genital erzeugte Erregungswelle nach «oben» und berührt beispielsweise altes «Herzeleid» (etwa mütterlichen Liebesmangel, der durch eine gerade erlebte Enttäuschung wiederbelebt ist), so kann der orgastischen Entladung reaktivierter Schmerz folgen. Der Orgasmus führt also zum Weinen – und wer das nicht weiß und versteht, ist verwundert und erschrocken über die unpassende Reaktion, eventuell verbunden mit dem Gefühl von Peinlichkeit. Aber die alten, aufgestauten Gefühle sind nur «mitgerissen» worden, haben sich der Lust aufgelagert und surfen «Huckepack». Eine wunderbare Möglichkeit der Psychohygiene und Prävention. Auch in dieser Hinsicht erweist sich lustvolle Sexualität als eine hervorragende Kraft der emotionalen «Entsorgung» belastender Affekte und infolgedessen der Salutogenese, der Gesunderhaltung.

II. KÖRPERLUST UND BEZIEHUNGSLUST

Körperlust

Die Reich'sche Orgasmusformel *Spannung – Ladung – Entladung – Entspannung* haben wir bereits kennengelernt. Mit dieser Formel lässt sich die Körperlust in vier funktionelle Einheiten einteilen, die für den Lustablauf wichtig sind. Ebenso werden Orgasmusstörungen funktionell verstehbar, so dass auch an ihren Verbesserungen gezielt therapeutisch gearbeitet werden kann.

Sexuelle Spannung wird körperlich als Druck im Unterleib, als drängendes Bedürfnis, sich sexuell betätigen zu wollen, wahrgenommen. In den Genitalien wird Spannung durch Blutzufuhr mit Schwellungsgefühl, Wärmeempfinden und der Wahrnehmung von Feuchtigkeit gespürt. Bei der Frau können die Bartholinischen Drüsen Flüssigkeit absondern und den Scheideneingang benetzen, beim Mann kann sich ein visköses Sekret – aus der Prostata stammend – tropfenweise entleeren. Die verstärkte Blutzufuhr und der Blutstau in den Schwellkörpern des Penis bewirken die Erektion. So sind bei wachsender Spannung die Geschlechtsorgane beider Geschlechter für eine Vereinigung gut vorbereitet.

Aktiviert wird die Spannung durch ein komplexes Geschehen, das hormonell vermittelt wird, von genetischen, neurobiologischen, biochemischen und psychodynamischen

Prozessen determiniert und infolgedessen von vielen unterschiedlichen Einflüssen abhängig ist. Es ist für jeden Menschen und je nach Situation anders; seine Erfahrung ist ganz individuell und kann auch nur auf diese Weise reflektiert werden. In psychodynamischer Hinsicht wirken folgende Faktoren auf die Aktivierung sexueller Spannung:

1. der Kinderwunsch, der das Fortpflanzungsbedürfnis transportiert;
2. der Nähewunsch, mit einem anderen Menschen (als Mutterersatz) «verschmelzen» zu können;
3. der Bestätigungswunsch, von einem anderen Menschen begehrt zu werden, als narzisstische Zufuhr;
4. das Lustbegehren, sich ein gutes Gefühl, ein schönes Erlebnis, allen Widrigkeiten des Lebens zum Trotz, zu verschaffen;
5. der Entspannungswunsch.

Verständlicherweise kann in jüngeren Jahren der Kinderwunsch dominieren, in späteren Jahren hingegen beispielsweise der Entspannungswunsch. Gar nicht selten entstehen Partnerschaftskonflikte auch aus einem Missverständnis heraus, wozu Sexualität dienen soll. Immer wieder ist zu hören, dass die anfängliche erotische Ausstrahlung der Frau nach Entbindung von einem Kind völlig verblasst oder dass die sexuell starke Erregbarkeit des Mannes verloren geht, wenn er sich nicht mehr narzisstisch bestätigt erlebt (etwa bei Arbeitslosigkeit, finanziellen Verlusten oder beruflichen Misserfolgen). Im Grunde genommen können sexuelle Partnerschaftskonflikte immer dann entstehen, wenn die Bedürfnisse, die sexuelle Spannung schaffen, auseinandergehen und nicht kommuniziert und verhandelt werden.

Beispiele:
Sie: «Ich will Sex, um endlich schwanger zu werden.»
Er: «Ich will Sex, aber auf keinen Fall ein Kind.»
So kann der Kinderwunsch der Frau das Lustbegehren des Mannes dämpfen. Oder die Angst, ein Kind zu zeugen, macht den Sex zu einer Gefahr.

Er: «Ich mache Sex, damit du mich gut findest.»
Sie: «Ich will bei dir sein, dann nehme ich auch Sex in Kauf.»
Der Bestätigungswunsch des Mannes zerschellt am Nähewunsch der Frau. Ihre Sehnsucht kann seinen Narzissmus nicht wirklich tragen. Sein Narzissmus kann ihre frühe Bedürftigkeit nicht erkennen, und ihrer beider Lust wird wenig Chance auf Erfüllung haben.

Er: «Oh, ich bin so geil!»
Sie: «Ich brauche Zärtlichkeit und Zuwendung!»
Das sexuelle Lustbegehren erstickt im kuscheligen Nähewunsch. Sie bleibt enttäuscht und unbefriedigt zurück, wenn er sich nach seiner Ejakulation abwendet.

Sie: «Ich freue mich auf die Entspannung nach dem Sex.»
Er: «Ich komme nicht zur Ruhe, ich will mehr und mehr und rackere mich ab, weil ich Anerkennung brauche und keine andere Möglichkeit kenne, sie zu erlangen.»
Der Entspannungswunsch wird durch seinen süchtigen Bestätigungswunsch verhindert. Beide sexualisieren unterschiedliche Bedürfnisse (sie: Stressabbau, er: narzisstische Bestätigung). Beide weichen über Sex ihrem Grundproblem aus. (Bezogen auf sie: Warum macht sie sich Stress? Was bringt sie in Stress und wie kann sie das verhindern? Bezogen auf ihn: Wie kann er sein narzisstisches Bedürfnis außerhalb von Sex befriedigen und auch emotional verarbeiten?).

Man ist also gut beraten, körperlich spürbaren Spannungs-
druck in seiner Bedeutung zu identifizieren, was in einer
guten Beziehung durch Austausch und Reflexion auch gelingen kann. Die psychodynamisch begründeten Span-
nungsinhalte können immer unterschiedlicher Art sein und
führen, wenn sie unreflektiert bleiben, zu Missverständnis-
sen und Enttäuschungen. Es wird zwar Sex eingefordert, gemacht oder auch abgelehnt, aber es geht dabei nicht allein
um Sex. Es geht auch um Zuwendung und Sehnsucht, um
Bestätigung, um Langeweile, um Stress, um sexualisierte
Konfliktbewältigung. Will man den anderen bestrafen, be-
lohnen, in die Schuld bringen, beschämen, besänftigen, auf-
heitern oder wohlgesinnt stimmen? Die unterschiedlichen
Motive von Partnern lassen sich nicht einfach übergehen,
schließlich hat jeder ein Recht auf seine Bedürfnislage; umso
mehr werden Austausch und das Bemühen um Verstehen
und Toleranz sowie das Aushandeln von Kompromissen hier
Abhilfe schaffen können. Bei Spannungsunterschieden ist
Konfliktfreiheit kaum möglich, also entscheidet die Qualität der Beziehung über die Regulierung der Verschiedenheiten, so wie gelingende Absprachen die partnerschaftliche
Beziehung zu einem hohen Gut reifen lassen.

Aus dem Gesagten ergeben sich auch Anhaltspunkte
für die psychodynamischen und beziehungsdynamischen
Gründe von Spannungsstörungen. Sie finden sich vor allem
in überhöhten oder angstvoll gebremsten Wünschen bzw. in
Ambivalenzkonflikten. Ein ambivalenter Kinderwunsch beispielsweise kann unterschiedlich begründet sein:
- sich fortpflanzen zu wollen und zugleich Angst vor der Verantwortung und Verpflichtung der Elternschaft zu haben;
- das Bedürfnis, Mutter zu werden, erfüllen zu wollen, jedoch selbst negative Erfahrungen mit Mütterlichkeit in

sich zu tragen (versorgen zu wollen und zu müssen und selbst schlecht versorgt worden zu sein);

- Kinder haben zu wollen, doch für die notwendige Betreuung zu wenig Geduld und Empathie übrig zu haben (das Kind dient dann nur der narzisstischen Bestätigung);
- Kinder haben zu wollen, aber die gesellschaftlich-kulturellen Verhältnisse sprechen dagegen (erst einen Berufsabschluss haben zu sollen, erst genug Geld verdienen zu müssen, sich erst den Karrierewunsch erfüllen zu wollen, bevor man frei für Kinder ist);
- sich nach einer Familie zu sehnen, aber (wegen der Erfahrung früher Ablehnung) keine längerfristige Bindung gestalten zu können.

Ein übersteigerter Nähewunsch kann Folge frühen Muttermangels sein, der mit der Tendenz, den Partner zu «klammern» («Ich brauche dich, ich will immer bei dir sein!»), ausgelebt oder mit betonten Distanz- und Autonomiewünschen («Ich brauche meine Freiheit!») abgewehrt wird.

Ein überzogener Bestätigungswunsch kann ein narzisstisches Defizit signalisieren und in der Sexualität dazu führen, vom Partner Bewunderung, Lob und Komplimente zu erwarten, ohne die ein sexueller Spannungsaufbau nicht gelingt. So kann es sehr unterschiedliche Gründe geben, Lust und Entspannung via Sex zu suchen. Der Wunsch nach Zärtlichkeit, Anerkennung, Wertschätzung, Gemeinsamkeit oder Zugehörigkeit wird dann nicht direkt gestaltet, sondern man versucht, ihn über sexuelle Aktivitäten zu erfüllen – was natürlich Konflikte und Enttäuschungen in reichem Maße auslösen kann. Am verhängnisvollsten ist wohl eine Sexualisierung von Angst, handle es sich nun um Berechtigungs-, Existenz- oder Anerkennungsangst, um Selbstbehauptungs- oder Durchsetzungsangst. Sie wird dann durch sexuelles Agieren abgewehrt, was weder die Angst wirklich verstehen noch überwinden hilft, aber die Sexualität mit einer seelischen Last befrachtet, die meistens auch das Lusterleben beeinträchtigt. Eine angstgebundene Sexualität ist keine gute Grundlage für eine gelingende Partnerschaft und schon gar nicht für lustvolle körperliche Vereinigung.

Ladung: Ladung ist zuerst ein mechanischer Vorgang. Reibung der Genitalien (die Reibung des Gliedes mit der Hand, am Körper des Partners, intravaginal oder anal – die Reibung der Klitoris, der Vulva, des G-Punktes und der Vagina mit Fingern, mit dem Penis oder technischen Hilfsmitteln) führt zu einer energetischen Aufladung, die angesammelt und gehalten werden will. Wilhelm Reich hat gezeigt und gelehrt, dass die gesamte willkürliche Muskulatur des Menschen als Reservoir für die energetische Speicherung der durch Reibung erzeugten sexuellen Ladung dient.

Reich teilt die Muskulatur in sieben funktionell verschiedene Segmente ein (Kopf und Stirn – Gesicht und Mund – Kehlkopf und Hals – Arme und Brustkorb – Zwerchfell – Bauch – Becken und Beine), die für jeweils verschiedene Bewegungen, auch für emotionale Ausdrucksbewegungen zur Verfügung stehen.

Wilhelm Reich und sein Schüler Alexander Lowen haben ein vollständiges therapeutisches System – die Bioenergetik – entwickelt, in dem Haltungen, Bewegungen, körperliche Übungen und körperbezogene Interventionen dabei helfen, Energieblockaden in der Muskulatur aufzuspüren und zur emotionalen Entladung zu bringen. Muskeln dienen dem Menschen auch dazu, die Energien nicht zugelassener und nicht erlaubter Gefühle zu speichern, was zu einer Fülle von Beschwerden über chronische Muskelverspannungen bis hin zu Gelenk- und Rückenbeschwerden führen kann. Für eine

Therapie entwicklungspsychologisch früher seelischer Verletzungen ist die körperorientierte Arbeit mit dem Ziel der Befreiung unterdrückter Gefühle aus dem entstandenen «Muskelpanzer» unverzichtbar. Leider wird diese Möglichkeit in vielen psychotherapeutischen Schulen vernachlässigt bzw. gar nicht berücksichtigt, was eine erfolgreiche regressive Arbeit an den präverbalen Frühstörungen erschwert oder erst gar nicht möglich werden lässt.

Für die Ladung sexueller Energie ist der Status der Muskulatur von großer Bedeutung. Besteht ein ausgeprägter Muskelpanzer in dem Sinne, dass die großen Muskeln durch Gefühlsblockaden chronisch verspannt sind, dann können sie auch keine sexuelle Ladungsenergie mehr aufnehmen, ansammeln und für den Geschlechtsakt entsprechend halten. Dadurch wird die Ladungskapazität der durch Beckenbewegungen und Reibung der Genitalien entstandenen Energie verringert oder aufgehoben, so dass sich auch keine wesentliche Energie für eine lustvolle Entladung aufbauen kann. (Dies ist z. B. ein wesentlicher Grund für vorzeitigen Samenerguss.) Der Orgasmus kommt im Grunde nicht zustande oder bleibt ein lustarmer schwacher Abschluss, der mehr als Erschöpfung denn als Entspannung erlebt wird. Die körpertherapeutische Arbeit zeigt, dass das energetische Ladungs- und Haltevermögen *nach* der tief reichenden Gefühlsentladung innerhalb einer Therapiestunde wesentlich größer ist und sich auch das orgastische Erleben auf diesem Wege intensivieren lässt. Dies erklärt auch, inwiefern nach einem Orgasmus schmerzliche und traurige Gefühle auftreten oder noch während des Geschlechtsaktes aggressive Impulse entstehen können. In diesen Fällen hat die orgastische Energieentladung aufgestaute Gefühle ganz anderer Bedürfnisse in der Muskulatur aktiviert, die jetzt zum Ausdruck drängen und so das Weinen nach der Lust oder das sehnsüchtig-traurige Anklammern an den Partner erklären. Wer das nicht versteht, entwickelt vielleicht Furcht vor dem Orgasmus oder erntet Vorwürfe vom Partner («Was hast du nur?», «Hab ich dich verletzt?», «War ich nicht gut genug?», «Was willst du denn noch?», «Lass mich, ich brauche jetzt meine Ruhe!»). Das klassische Missverständnis entsteht dann, wenn sich einer von beiden nach dem Akt einfach umdreht und einschläft oder aufspringt und ins Bad geht oder raucht, während der andere noch weiter zuwendungsbedürftig ist. Ladungsstörungen – vorzeitige Ejakulation, schnelle und kurze sexuelle Begegnungen ohne wesentliches Vor- und Nachspiel, schwache oder keine orgastische Lust – haben sehr viel mit unerkannten und vor allem ungelösten innerseelischen Verletzungen, Bedürftigkeiten und Konflikten zu tun, die auch körperlich geklärt und durchgearbeitet werden müssten, um die Ladungskapazität für sexuelle Energie zu erhöhen.

Entladung: Entladung ist eine Frage des Verströmens der durch Bewegung und Reibung der Genitalien erzeugten und aufgeladenen Energie. Deshalb kann man dem Partner keinen Orgasmus machen. Man kann bei der Ladung behilflich sein durch gemeinsame Stimulation und gezielte reibende Berührungen, aber Bereitschaft und Fähigkeit zum Loslassen bleiben in der Verantwortung und Macht desjenigen, der einen Orgasmus erleben will. Das Loslassen selbst entzieht sich der bewussten und willkürlichen Aktion, es ist ein autonomer parasympathisch-vegetativer Prozess, der eintritt, wenn man dazu bereit ist, Ladung vorausgesetzt. Die Ladungskapazität ist abhängig vom Muskelstatus in dem Sinne, wie locker und infolgedessen wie frei die Muskulatur von aufgestauten und zurückgehaltenen Gefühlen und Affekten ist, so dass durch den Sexualakt Ladungsenergie in der Muskulatur (sympathicusbetont) angesammelt werden kann, bis der Ladungsvorgang zur Entladung (parasympathicusbetont) «kippt».

Je freier die Muskulatur, desto größer die Ladungskapazität. Je größer die Ladungsenergie, desto größer die Entladungslust. Während die Ladung stärker körperbezogen ist, wird die Entladung vor allem psychisch ermöglicht durch die angstfreie Bereitschaft, sich zu «verströmen» und zum autonomen Prozess des Kontrollverlustes «Ja» zu sagen.

Aufgrund meiner Erfahrungen bin ich überzeugt, dass die Bereitschaft zum Orgasmus eine «Kopfentscheidung» und der eigentliche Entladungsprozess ein psychodynamisch und beziehungsdynamisch determinierter Vorgang ist, der sich ab einem bestimmten Augenblick, vegetativ bedingt, nicht mehr stoppen lässt. Ich habe glaubhafte Informationen von Männern, die in der Lage sind, sich eine bestimmte Anzahl von Friktionen vorzunehmen (z. B. 100 stoßende Beckenbewegungen), um dann zahlengenau orgastisch zu ejakulieren. Der Ladungsprozess unterliegt noch der Kontrolle, die Entladung geschieht dann autonom auf dem «Vehikel» der inneren Bereitschaft und zustimmenden Beziehung. So ist der vegetative Entladungsprozess in erster Linie von unbewussten innerseelischen Vorgängen beeinflusst. Die Angst davor, die Kontrolle aufzugeben, sich dem Augenblick zu überlassen, sich dem Partner in einem Ausnahmezustand anzuvertrauen, hat sehr viel mit anerzogenen Schamgefühlen und mit latenter Angst zu tun. Angst vor Beschämung, Verletzung, Missbrauch, emotionaler Ausbeutung oder auch die Angst, dass ein anderer Macht über einen gewinnt und etwas tut, was man nicht will, sind Formen der Reaktivierung erlittener Erfahrungen, gegen deren Wiederbelebung man sich die Beherrschung, die zwanghafte Kontrolle oder ein ideologisches Vermeidungsverhalten ja eigens antrainiert hat. Eine orgastische Entladung kann den disziplinierten, wohlanständigen, gehemmten, braven, vorsichtigen und tugendhaften Menschen in einen völlig «verrückten», «abartigen» und «animalischen» Verzückungszustand versetzen, über den er sich im «normalen Leben» selbst wundern und in der Regel auch schämen würde. Der Orgasmus ist also eine Herausforderung der verborgenen seelischen Seiten sowie aller Normen und Erwartungen des Einzelnen, die ihm durch seine Erziehungsgeschichte eingepflanzt worden sind; der Partner kann sie verstärken, aber genauso zur Entlastung von ihnen beitragen.

Die Entladung, die orgastische Lust bewirkt, ist eine Expansion des energetischen Strömens von innen nach außen. Sexuelle Flüssigkeiten und Sekrete, über das Blut transportierte Wärmestrahlung, die vertiefte Atmung und die enorme Kreislaufsteigerung, das Stöhnen und Schreien und die Muskelkontraktionen verbrauchen Energien, deren Abfuhr die Entspannung einleitet. Alle willkürlichen und meist auch unbemerkten Behinderungen der Energieentladung – beispielsweise den Atem anzuhalten, keine Töne von sich zu geben, das Anblicken des Partners zu vermeiden oder Muskelverkrampfungen – vermindern die Entladungslust. Derartige Formen von funktioneller Verspannung und Zurückhaltung wird jeder mehr oder weniger einsetzen, dem Hingabe und Loslassen Probleme bereiten.

Entladungsbehinderungen lassen sich psychisch durch die Klärung vorhandener Ängste vermindern sowie körperlich dadurch, dass man darauf achtet, muskulär nicht zu verspannen, gut und tief zu atmen und lustvolle Töne (Schreie und Stöhnen) von sich zu geben. Letzteres ist für viele nahezu eine unüberwindbare Hürde, weil sie fürchten, von nebenan (Kinder, Eltern, Nachbarn u. a.) gehört zu werden, was bereits in der Phantasie tief sitzende Schamgefühle aktivieren kann. In einer solchen Situation werden so gut wie alle lustfeindlichen Erfahrungen die Expansion bremsen. Sexualtabus und abwertende Einflüsse gegen sexuelle Aktivitäten zwingen dann zu stiller Lust, die sich unter diesen Umständen auch nicht vollständig entladen kann. Nicht selten endet die behinderte orgastische Welle mit Kopfschmerzen, Ohrgeräuschen, Nackenschmerzen und anderen muskulären Verspannungen. Auch Übelkeit, Herzdruck oder Schweißausbruch sind Zeichen dafür, dass die parasympathische Entladung nicht zustande gekommen ist. Bei lustvoller Entladung tropfen die Säfte (auch der Speichel), aber die Haut ist warm, rosig und trocken!

Entspannung: Die energetische Entladung ist die Voraussetzung für die Entspannung. Atmung und Kreislauf beruhigen sich allmählich, die Muskeln werden wieder weicher, die Haut ist trocken und warm, ein wohliges Entspannungsgefühl erfasst den ganzen Körper mit einsetzender Müdigkeit. Dieser körperliche Zustand spricht gegen ein plötzliches Aufspringen, Sich-Trennen, Duschen oder Rauchen. Stattdessen kann jetzt die Beziehungslust voll zur Geltung kommen. Im gemeinsamen Ruhen, vielleicht aneinandergekuschelt, können sich die Lustpartner dankbar erfüllt einem postkoitalen Schläfchen überlassen oder sich einer erholsamen Nachtruhe anvertrauen.

Die sexuelle Entladung ist vermutlich die wichtigste und sicher die lustvollste Möglichkeit des Menschen, um zu einer ganzheitlichen (körperlichen, seelischen, sozialen und spirituellen) Entspannung zu kommen. Körperlich beruhigen sich über das Vegetativum alle Körpervorgänge, und man kann gut schlafen; psychisch ist man befriedigt, glücklich und zufrieden; sozial ist man zugewandt, dankbar, friedlich und liebevoll; und spirituell erlebt man sich in ein über den eigenen Horizont hinausreichendes Geschehen eingebunden.

In meiner psychotherapeutischen Praxis habe ich keinen einzigen Menschen kennengelernt, der über psychische, psychosomatische und Beziehungsprobleme geklagt hätte, ohne auch an sexuellen Störungen zu leiden. Bei jeder funktionellen Sexualstörung – die vorwiegend organisch verursachten ausgenommen – lassen sich entsprechende intrapsychische und interpersonelle Konflikte finden. So wird man die meisten Sexualstörungen vorwiegend psychotherapeutisch behandeln können und müssen. Wichtig ist nur, dass in der Therapie auch die körperliche Dimension der Sexualität (vor allem der Muskelstatus und die Beweglichkeit) und die Beziehungsdimension (vor allem die angstfreie, konfliktarme und liebevolle Begegnung) hinreichend Berücksichtigung finden. Neurotische Konflikte behindern die sexuelle Entspannung, während regelmäßige sexuelle Entspannung, wie bereits gesagt, auch Energien abführt, die dann nicht mehr zur neurotischen Konfliktverarbeitung zur Verfügung stehen. Es stimmt die Formel: Je mehr guter Sex, desto weniger Neurose – je weniger Neurose, desto besser der Sex. Es lohnt sich, diesen Zirkel zugunsten der sexuellen Entspannung zu beeinflussen. Wenn wir die aufgenommene Energie nicht angemessen verarbeiten, müssen wir sie behelfsweise verbrauchen. So kommen dann die Ängste, Zwangshandlungen, depressiven Lebensbremsen, die funktionellen Störungen und Muskelverspannungen zustande; sie führen aufgestaute Energie in körperlichen und seelischen Symptomen ab. Sexuelle Entspannung dagegen ist ein Königsweg zur Gesundheit!

Beziehungslust

Beziehungslust ist nicht zu verwechseln mit der vordergründigen Beziehungszufriedenheit einer kollusiven Partnerschaft. Jörg Willi hat die «Kollusion» als eine weit verbreitete Beziehungsform von Paaren beschrieben, die einander durch entgegengesetzte Eigenschaften (wie aktiv – passiv, dominant – unterordnend, autonom – abhängig, selbstherrlich – bescheiden) ergänzen und wunderbar wie Schloss und Schlüssel zusammenpassen. Darin liegt aber zugleich das Problem: Die lediglich geringe Veränderung eines Partners von beiden stört die Passung, und die Beziehung gerät in den Konflikt. Das ist in der Regel besonders dramatisch, da die Kollusion dazu dient, eigene unterdrückte und verbotene Impulse dadurch zu kontrollieren, dass sie vom Partner ausgelebt werden. Verlässt dieser jedoch die ihm zugedachte spezifische Funktion, fordern die abgewehrten Eigenschaften in dem Partner, der sie vorher projiziert hatte, nun selbst ihr Recht, was infolge der durchlebten Unterdrückungsgeschichte als sehr beängstigend und schmerzlich erlebt werden kann. Wer sich immer unterordnen musste, jetzt aber gefordert ist, sich selbst zu organisieren und durchzusetzen, dem wird die gesamte Geschichte seiner Unterwerfung wieder spürbar werden. Mit einem dominanten Partner war diese Gefahr gebannt, der «Untertan» konnte so weiterleben wie gelernt und genötigt. In der Anpassung an seine Rolle hatte er relative Ruhe und Zufriedenheit erlangt. Schuldzuweisungen in der Partnerschaft sind eine hervorragende Möglichkeit, von den eigenen Schwächen abzulenken und vor allem um die introjizierten «Täter», die man in sich trägt (die Elternbilder!), unerkannt und beschützt zu lassen. Viele Menschen «paaren» sich gerade deshalb mit

einem Partner, dem sie Fehler und Schwächen real nachweisen können, mit dem sie oberflächlich – wenn auch oft sehr
erregt – Ärger und Streit haben und unter dem sie dann auch
ordentlich leiden, um von dem eigenen tieferen Leid abzulenken, das sie auch ohne diesen belastenden Partner hätten.
Die kollusive Beziehungszufriedenheit bleibt also an eine la-
bile und einengende Lebensform gebunden – weit entfernt
von wirklicher Beziehungslust.

Beziehungslust hingegen erwächst aus der Freude, sich
gut verständigen zu können, aus der Fähigkeit, Konflikte zu
klären und dabei Andersheit zu tolerieren und auf diesem
Wege die gemeinsame Entwicklung zu befördern. Anders gesagt, sie erwächst aus *übertragungsarmen* Beziehungen, die
sich dadurch auszeichnen, dass beide in der Lage sind, den
anderen so zu sehen und zu nehmen, wie er wirklich ist. Da
wir stets die ersten Beziehungserfahrungen mit unseren Eltern tief verinnerlicht haben und diese Erfahrungen wie eine
Schablone für alle späteren Beziehungen benutzen (das sind
die «Übertragungen»), sind partnerschaftliche und freund-
schaftliche Beziehungen immer auch davon geprägt. Wenn
dies nicht zur oberflächlichen Zufriedenheit der Kollusion
führen soll, sind wir alle – mehr oder weniger – genötigt, die
immer auch begrenzten, einengenden, falschen, verlogenen
und defizitären Erfahrungen, die die Eltern uns vermittelt
haben oder erleben ließen, zu identifizieren, emotional mit
aller damit verbundenen Enttäuschungswut, Schmerz und
Trauer zu verarbeiten und neue Erfahrungen in eigener Verantwortung zu suchen, zu bewerten und entsprechend zu
verinnerlichen. Natürlich sollten auch die guten Erfahrungen mit den Eltern gewürdigt, bewusst übernommen,
ausgebaut und in Übereinstimmung mit den eigenen Interessen und den sozialen Veränderungen modifiziert werden.
Gesunde frühe Beziehungsverhältnisse führen zu Übertra-

gungen, die realitätsgerecht und partnerbezogen echte und ehrliche Beziehungen in der Gegenwart ermöglichen. In diesem Fall hat man mit den positiven Kindheitserfahrungen «grünes Licht» für ein sozial weitgehend angstfreies und liebevoll verbundenes Leben erworben – vorausgesetzt, die gesellschaftlichen Verhältnisse akzeptieren ein derart wahrhaftes, demokratisches Verhalten.

In aller Regel aber wird man eine Fülle negativer Übertragungen zu identifizieren und so gut wie möglich zu korrigieren haben. Das bleibt eine – leider oft – lebenslange Aufgabe, für deren Bewältigung man schon mal Beratung und Hilfe in Anspruch nehmen kann, vor allem dann, wenn man immer wieder – wider besseres Wissen – in dieselben Liebesfallen hineintappt. Beinahe regelmäßig geschieht das, wenn man den Partner wechselt. Zunächst sieht alles viel besser als zuvor aus, bis dann die Übertragungen sich wieder durchsetzen und das neue Verhältnis mit den alten Erfahrungen zunächst unmerklich und dann immer deutlicher vergiften. So steht man nach einigen Jahren der neuen Partnerschaft wieder vor derselben Enttäuschung und Beziehungsstörung.

Beziehungslust braucht übertragungsarme Verhältnisse oder doch die Bereitschaft beider Partner, die immer wiederkehrenden Verwicklungen als übertragungsverursacht zu erkennen, zu besprechen und zu überwinden. Man wird die Übertragungen, letztlich die Folgen früher Verletzungen und Defizite, nicht beseitigen und verhindern können, aber man kann mit ihren Folgen kompetenter umgehen lernen.

Beziehungslust entsteht in einem Miteinander, das
- *Annahme* vermittelt (Ich bin willkommen, du bist willkommen);
- *Zuwendung* erlebbar macht (Ich bin gemeint, du bist gemeint);

- *Bestätigung* erfahren lässt (Ich bin o. k. – du bist o. k., ich darf so sein – du darfst so sein!);
- *Würdigung* vermittelt (Ich bin gut so – du bist gut so!) und
- *Teilhabe* deutlich macht (Ich bin wichtig – du bist wichtig, ich brauche dich – du brauchst mich).

In einem derart lustbetonten Miteinander sind die wesentlichen übertragungsverursachten Ängste überwunden:
- statt Existenzangst – ich bin berechtigt;
- statt Objektverlustangst – ich bin liebenswert;
- statt Individualisierungsangst – ich bin o. k., so wie ich bin;
- statt Expansionsangst – ich kann mich verströmen;
- statt Erfolgsangst – ich bin mit mir zufrieden;
- statt Versagensangst – ich lebe nach meinen Möglichkeiten.

Dies ist das Ideal, welches in dieser Eindeutigkeit positiven Selbsterlebens wohl kaum zu erreichen ist. Der Weg dorthin besteht aus kritischer Reflexion der frühen Lebensgeschichte, um die Folgen der Mütterlichkeits- und Väterlichkeitsstörungen zu identifizieren und, so gut man kann – in der Regel ist dabei professionelle Hilfe sinnvoll –, emotional zu verarbeiten. Wer über sein Schicksal trauern kann, der muss seinen Gefühlsstau nicht mehr am Partner oder anderen Nahestehenden abarbeiten.

Wer den Partner nicht mehr mit «Mama» oder «Papa» verwechselt und von ihm etwas haben will, das es schon bei den Eltern nicht gab und auf immer verloren ist; wer es darüber hinaus schafft, sich nicht mehr stellvertretend am Partner für die Fehler und Mängel der Eltern zu rächen; und wer imstande ist, den berechtigten Frust über frühe Not auszudrücken, ohne die Partnerschaft damit zu belasten, der ist reif für eine Beziehungslust, die für ein gesundes und zufriedenes Leben mehr Gewinn abwirft als Geld und Besitz. Es geht um die große Befriedigung, in einer Beziehung leben zu können, in der man sich mitteilen kann, in der Zuwendung, Annahme, Bestätigung und Schutz sowie – wo notwendig – auch Kritik ausgetauscht werden können. Dies sind die Grundlagen für ein glückliches Beziehungsleben. Beziehungslust erleichtert ganz wesentlich die Körperlust, und lustvolle körperliche Intimität ist der beste Boden für eine befriedigende Beziehung.

Beziehungslust entsteht aus der Erfahrung, sich unverstellt, ganz ehrlich mitteilen zu können, ohne dabei kritisiert, belehrt, abgewertet oder gar verhöhnt zu werden. Vielleicht kann dies nur verstehen, wer das Glück authentischer Gefühlsäußerungen in einer Sphäre mitmenschlichen Vertrauens kennt. Echte Gefühle stecken an, wie wir wissen; wer bei der Gefühlsentladung eines anderen schmerzvoll oder auch freudig mitschwingen kann, der erlebt auch die wohltuende Entspannung mit, die nach jedem echten Gefühlsausdruck eintritt. Diese Erleichterung unterscheidet, nebenbei gesagt, authentische von neurotischen Gefühlen, die etwas bewirken, bezwecken oder auch von etwas ablenken wollen, im Grunde kein Ende kennen und für alle Beteiligten unendliche Last und Qual bedeuten. Wer stundenlang weint, vermeidet damit das wirkliche Gefühl von Trauer oder Schmerz. Ganz anders, wenn man jemandem – auch im tiefen Leid – im Arm halten kann oder bei seiner berechtigten Empörung unterstützen darf und nach durchschnittlich zwanzig Minuten eine spürbare Erleichterung erlebt wird – dies ermöglicht ein tiefes Empfinden von Verbundenheit. In einer Partnerschaft erwächst daraus eine vertrauensvolle Nähe, die auch die gegenseitige, «schamlose» Anteilnahme an sexueller Körperlust erleichtert. Die Vermeidung seelischen Schmerzes ist die Quelle fast aller Konflikte. Die Bereitschaft und die Fähigkeit, sich miteinander über Leidvolles, Kränkendes und Defizitäres zu verständigen und sich dabei seiner Gefühle nicht zu schämen, schafft hingegen die Grundlage für Liebe und Frieden.

Beziehungsdynamische Reifegrade
der Lust

Wie lässt sich die Lust partnerschaftlich entwickeln, erhalten und steigern?

1. Masturbation

Nach meiner psychotherapeutischen Erfahrung haben viele Menschen mehr Probleme, bei partnerschaftlicher Sexualität zur Lust zu kommen, als mit sich allein. Ohne Erfahrungen mit Selbstbefriedigung ist partnerschaftliches Lusterleben meistens noch viel schwieriger, da man angesichts eigener Unerfahrenheit auch noch mit der Ratlosigkeit des Partners rechnen muss, der vielleicht seinerseits ohne große Erfahrung und Selbsterfahrung ist und sich dementsprechend ungeschickt verhält. Die Abstimmung des beiderseitigen Lusterlebens ist eine zentrale Aufgabe von Sexualität in der Partnerschaft, die besser gelingt, wenn beide schon gute Erfahrungen mit sich selbst mitbringen. In den Beratungen klagen viele (deutlich mehr Frauen als Männer) ratlos und verzweifelt über Luststörungen in ihren Beziehungen, haben aber nicht einmal gute Erfahrungen mit Selbstbefriedigung.

Die lustvolle Selbsterkundung ist dann die erste Aufgabe auf dem Weg zur partnerschaftlichen Lust. Sich selbst lustorientiert anzufassen ist trotz aller äußerlichen Liberalisierung in sexuellen Dingen für erschreckend viele immer noch mit Schuld- und Schamgefühlen verbunden. Sexuelle Aufklärung bleibt häufig auf die Fortpflanzungsfunktion beschränkt; die andere große Funktion der menschlichen Sexualität, die Lust, wird hingegen vernachlässigt. Dass Selbsterkundung – sich selbst an den Genitalien anzufassen, zu streicheln, zu reiben, lustbetonte Stellen zu suchen und lustorientierte Bewegungen zu finden – vollkommen in Ordnung ist und durchaus geübt werden sollte, wird im Grunde nie vermittelt, bestenfalls stillschweigend toleriert und schlimmstenfalls heute immer noch als schädlich, sündig oder krankhaft diffamiert. Zu wissen, wie man sich lustvolle Erregung verschaffen und vor allem zu entspannender Befriedigung kommen kann, ist nicht nur eine basale Prävention im Dienste der Salutogenese, sondern auch eine wichtige Voraussetzung lustvoller Sexualität in einer Partnerschaft. Neben psychischer Eigenständigkeit und ökonomischer Unabhängigkeit ist das Erfahrungspotenzial der eigenen Lustfähigkeit die beste «Aussteuer» für eine gute Partnerschaft. Dafür bedarf es vor allem der wohlwollenden Bejahung und Ermutigung – den individuellen Weg findet dann jeder schon selbst, wenn nur Einschüchterung und Bedrohung ausbleiben.

Eltern und Erzieher sind also gut beraten, den Heranwachsenden die Lustfunktion der Sexualität nahezubringen, ihre entspannende und beziehungsförderliche Wirkung zu erklären und Selbstbefriedigung als eine wesentliche Lustquelle eines vorpartnerschaftlichen Lebens gutzuheißen. Man darf andererseits gewiss sein, dass Tabus und Verbote das Streben und Suchen nach lustvollen Körperberührungen zwar einschränken, aber meistens nicht wirklich verhindern können – bis auf wenige Ausnahmen abnormer Prüderie und schwerster moralischer Einschüchterung. Dann aber kommt es in der Folge auch zu gravierenden Entwicklungs- und Persönlichkeitsstörungen. Eine sexual- und lustfeindliche Erziehung wird immer die familiäre Beziehungskultur vergiften, weil die Natur am Ende doch stärker ist als jede moralisch, ideologisch und religiös motivierte Repression, allerdings um den Preis, dass Symptome, Erkrankungen und Verhaltensstörungen den Konflikt zwischen Natur und pervertierter Kultur anzeigen.

2. Lusterhalt bei Anwesenheit des Partners

Wer mit dem Wissen um die eigene Lustfähigkeit in eine sexuelle Beziehung geht, ist einerseits gut vorbereitet und hat andererseits auch eine Zielorientierung, wohin gemeinsame Sexualität führen könnte. In Anwesenheit eines Partners verändern sich natürlich die Voraussetzungen, zur Lust zu kommen, grundsätzlich. Auf der eigenen wie auf der Seite des Partners können Scheu, Scham, Unsicherheit, anfangs auch Unerfahrenheit und allerlei Ängste lustbehindernd wirken. Am schwierigsten aber ist in aller Regel die Abstimmung in Bezug auf einen gemeinsamen Weg zur Lust. Dass dies spontan gelingt, ist eher selten der Fall und lässt sich nicht unbedingt wiederholen. Wer bereits größere Erfahrungen hat, der weiß, was für ihn erotisch-sexuell wichtig und hilfreich ist, muss es aber für den anderen erkennbar machen und kommunizieren lernen. Im Prinzip wird man miteinander Erfahrungen sammeln müssen. Dabei spielt die ganze Vielfalt persönlicher Vorlieben, aber auch individueller Probleme eine Rolle, die sich in der Zweierbeziehung im Grunde verdoppeln. Selbst wenn es schnell zu einer Einigung auf ein bestimmtes kollusives Zusammenspiel kommt – gemäß dem Schloss-Schlüssel-Prinzip unterschiedlicher Bedürfnisse –, wird über kurz oder lang eine Verständigung über die Hintergründe des jeweils festgelegten Verhaltens erforderlich werden. Wird immer nur eine Stellung gewählt oder ist immer ausschließlich einer von beiden aktiv, dann fehlt dem sexuellen Zusammenspiel, das anfangs sehr gut funktioniert hat, auf Dauer die Abwechslung und allmählich stellt sich Langeweile ein. Das sexuelle Interesse aneinander erlahmt. Der jeweils nicht ausgelebte Part, der dem Partner überlassen wurde, sorgt in der Tiefe doch für Spannung und Unzufriedenheit.

Sexualität ist immer ein dynamisches Geschehen. So folgt jeder Sexualakt einem je einmaligen dynamischen Prozess, wie auch die Sexualität über die Lebensspanne und die Partnerschaften hinweg sich entwickelt und verändert. Sich kennenzulernen und immer wieder neue Seiten aneinander zu entdecken bzw. freizusetzen gibt dem sexuellen Leben eine nie endende faszinierende Entwicklung.

Jeder Partner ist aber immer gut beraten, für seine Lust selbst zu sorgen, also nicht zu erwarten, dass der andere schon das Richtige zu tun versteht oder sich so verhalten wird, dass man selbst gut zur Lust kommen kann. So wird man die Verhältnisse nach den eigenen Möglichkeiten mitbestimmen müssen: Ort, Zeit, Dauer, Stellung, Berührungen und Techniken müssen passen oder halbwegs passend gemacht werden. Das geht meistens nicht, ohne sich mitzuteilen und Vorschläge und Wünsche anzumelden. Ein besonders heikles Thema ist dabei der Umstand, dass viele Frauen eine entsprechende klitorale Stimulation brauchen, um zu einem Orgasmus zu kommen. Wenn der Vaginalverkehr allein keinen orgastischen Höhepunkt ermöglicht, ist es vielen peinlich, noch zusätzlich an sich selbst Hand anzulegen oder den Partner zu bitten, dies zu tun. Aber auch die klitorale Selbst- oder Fremdstimulation wird von den meisten Frauen sehr unterschiedlich erlebt. Häufig sind die Lustwege durch Masturbation so konditioniert, dass die partnerschaftlichen Handgriffe nicht in gleichem

Maße erfolgreich sein können. Und leider empfinden manche Männer die klitorale Stimulation auch als eine Zumutung, weil sie – narzisstisch auf die Wirkung ihres erigierten Penis fixiert – zutiefst davon überzeugt sind, nur auf diesem Weg einer Frau Lust verschaffen zu können. Kein Irrtum ist wohl verhängnisvoller für ein gutes Sexualleben als der Phalluskult des Mannes. Viele Männer wissen nicht, dass im Grunde ein Finger reicht, um einer Frau lustvolle Erregung zu verschaffen. Die Gliedgröße ist für den Vaginalverkehr nicht entscheidend, die Erektionshärte und -stabilität schon. Die sexuelle Lust kennt jedoch viele Wege, die auch nicht unbedingt an Penetration und den Penis gebunden sind. So bieten neben der Klitoris auch Scheideneingang, Damm und Anus gute Möglichkeiten, durch Berührung, Druck und Reibung lustvolle Erregung zu fördern, dabei tun auch Finger, Zunge und entsprechende Gegenstände gute Dienste.

So folgt nach der Grundvoraussetzung, sich selbst Lust verschaffen zu können, der nächste Schritt, diese erworbene Fähigkeit auch in Anwesenheit eines Partners zu erhalten. Dies setzt gesunden Egoismus voraus, zudem die selbstverständliche Verantwortlichkeit für die eigene Lust und schließlich die Bereitschaft, zu diesem Zweck auch aktiv zu handeln und zu lernen, sich gegenseitig zu informieren und abzustimmen.

Spreche ich in Beratungssituationen diesen Zusammenhang an, werde ich häufig gefragt: Und wie finde ich zu einem gesunden Egoismus, zu Verantwortlichkeit und Aktivität, wie bringe ich den Mut zur Kommunikation auf? Dies sind berechtigte Fragen; sie machen deutlich, dass Sexualität nur ein Aspekt der Persönlichkeit ist und sexuelle Störungen nur ein Symptom des ganzen Menschen darstellen; als solche müssen sie verstanden und «behandelt» werden.

Sexualtherapie ist also immer auch eine Therapie der Persönlichkeit sowie ihrer innerseelischen und interpersonellen Konflikte.

3. Sich vom Partner zur Lust verhelfen lassen

Mit der Entwicklung einer guten Beziehung wird es auch möglich werden, dem Partner mitzuteilen oder durch Gesten deutlich zu machen, was man gerne hätte bzw. braucht, um Lust entfalten zu können. Kein Partner kann immer wissen, was dem anderen besonders gefällt oder nicht, wenn er es nicht gesagt oder gezeigt bekommt, zumal das Gewünschte sich auch mit der Situation ändern kann. Der Partner kann dann darauf eingehen oder auch nicht. Je besser die Beziehung, desto größer wird auch die Bereitschaft sein, die Wünsche des Sexualpartners zu berücksichtigen und ihm zur Lust zu verhelfen, auch mit der Erwartung, dass die eigenen Wünsche ebenso gern erfüllt werden. Gegenseitige Offenheit hinsichtlich der Wünsche und Bedürfnisse verbessert die Lustchancen, und das ist ein sehr guter «Kredit» für die partnerschaftliche Beziehung.

Die damit verbundene Hilfe und Empathie hat bei jedem sehr kontrollierten, misstrauisch-distanzierten und narzisstisch-überheblichen Menschen nahezu therapeutische Wirkung. Das untereinander abgestimmte Streben nach Lust ist eine hervorragende Möglichkeit, Hemmungen und Einschränkungen abzubauen. So gesehen ist eine sexuelle Beziehung immer auch eine Arbeitsbeziehung, die vom Wahrnehmen, Ausprobieren, Kommunizieren, Ermutigen und Mitnehmen lebt und in diesem Sinne befreiend und heilsam wirken kann. Insofern es in der Beziehung permanente Weiterentwicklung und Veränderung gibt, der andere immer aufs Neue zu entdecken und zu verstehen ist, sollte das Erlahmen erotischer Anziehung nahezu ausgeschlossen sein.

Geht das sexuelle Interesse am Partner verloren, ist das mit großer Wahrscheinlichkeit das Zeichen für einen blockierten Erkenntnis- und Entwicklungsprozess und eine Beziehungsstörung, die dann meistens verleugnet, jedenfalls nicht als eigenes Problem identifiziert wird. Unter halbwegs gesunden Voraussetzungen kann es sexuelle Langeweile und Desinteresse so wenig geben wie den Verlust von Hunger auf etwas Essbares und den Appetit auf ein gutes Essen. Auch Essstörungen entstehen aus innerseelischen Konflikten und beziehungsdynamischen Defiziten.

4. Interesse an der Lust des Partners

Beziehungsdynamisch ist das Interesse an der Lust des Partners die reifste Form der Sexualität, vorausgesetzt, die eigene Befriedigung wird dabei nicht vernachlässigt. Nur «bedienen» zu wollen, ohne an sich selbst zu denken, oder allein im Bemühen um den anderen Erfüllung zu erleben signalisiert eine übertragungsverursachte Beziehungsstörung. Nur wer gut für sich selbst sorgt und mit seiner Lust zufrieden ist, wird auch frei und darauf bedacht sein können, für das Wohl des Partners zu sorgen. Eingespielte Paare wissen voneinander, was dem anderen gefällt und was nicht – dies ist das Ergebnis ihrer gemeinsamen Erfahrungen, des Experimentierens und vor allem des gegenseitigen Austauschs. Der zufriedene Partner wird dem anderen Angebote machen, unaufdringlich fragen und probieren, womit er dem Sexualpartner entgegenkommen kann. Das können Berührungen sein, das Initiieren eines Stellungswechsels oder die Abstimmung der Bewegung hinsichtlich Frequenz und Heftigkeit auf die Wünsche des Partners.

Dafür Sorge zu tragen, dass auch der Partner zum Orgasmus kommen kann, zeigt ihm, dass beim Sex Liebe mit im Spiel ist. Dabei hat die Verständigung darüber, wer zu-

erst seinen Orgasmus entwickeln will oder ob die Lustentladung möglichst gleichzeitig erreicht werden soll, beziehungsdynamisch große Bedeutung. Kommt der Mann zuerst, kann seine sexuelle Spannung schlagartig abfallen und
infolgedessen auch sein Interesse an der Erregung der Partnerin. Das kann so sein, muss jedoch nicht, aber man sollte
das Zusammenspiel von egoistischen und partnerbezogenen
Interessen im Blick haben. Selbst wenn die Erektion des
Mannes nach seiner Ejakulation rasch nachlässt, kann er
immer noch seiner Partnerin etwa mit einem Finger behilflich sein. Das ist eine Frage der Verständigung. Kommt die
Frau zuerst, kann der Mann seine «Fürsorge» für sie zurück-
nehmen und sich nun ganz ichbezogen auf seine Lustentladung konzentrieren, wobei sie sich in diesem Fall vielleicht
auch dankbar und erfüllt benutzen lässt. Dass man gleichzeitig kommen könnte, wird von manchen Paaren als besonderer Höhepunkt ihrer Beziehung erlebt, für andere dagegen bedeutet es einen Verlust, wenn sie infolge der eigenen
sexuellen «Entrückung» (einen Wahrnehmungs- und Be-
wusstseinsrückzug auf sich selbst) die orgastische Entladung des Partners nicht miterleben können. Das alles sind
wichtige Fragen, mit deren Beantwortung die sexuelle Beziehungskultur reift, die Lustchancen wachsen und die Partnerschaft sich in gegenseitiger Zuneigung und Achtung stabilisieren kann.

Beziehungsdynamische Möglichkeiten
des Lusterlebens

Ich habe die Unterschiede zwischen Körperlust und Beziehungslust dargestellt. Wenn Körper- und Beziehungslust
zusammenkommen, kann ein besonderes, ganzheitliches

Lusterleben entstehen, das körperliche Intimität und zugleich eine spezifische Vertrautheit ermöglicht.

Leider bleiben die beiden Ebenen häufig getrennt: Sex ohne Beziehung und (partnerschaftliche) Beziehung ohne Sex. Beide Formen der Trennung von «Herz» und «Genitalien» sind in aller Regel Symptome individueller Schwierigkeiten und spezifischer Beziehungsstörungen. Etwa: «Wir verstehen uns sehr gut, nur im Bett läuft gar nichts mehr!» Oder: «Ich habe einen herzensguten Partner, aber Sex will ich gar nicht mehr!» Möglicherweise ist die Sexualität auch als einzige Form konfliktarmer Begegnung übrig geblieben. Etwa: «Wir verstehen uns gar nicht mehr, nur im Bett läuft es noch gut!» Oder: «Ich liebe meinen Partner überhaupt nicht mehr (Ich hasse, verachte den Partner, ich fühle mich verletzt, gedemütigt, herabgewürdigt, unverstanden), aber beim Sex verstehen wir uns großartig.» Bei näherer Analyse stellt sich allerdings meistens heraus, dass es sich sowohl bei der angeblich «guten Beziehung» als auch dem immer noch «guten Sex» lediglich um eine Insel des Miteinanderauskommens handelt, etwa zu dem Zweck, eine befürchtete Trennung zu vermeiden.

Der Gipfel der Tragik ist erreicht, wenn die Partnerschaft dazu missbraucht wird, innerseelische Spannungen am einstmals so geliebten Anderen auszuagieren und abzureagieren. Wer den Partner zum Sündenbock macht, entehrt die Liebe und opfert die Lust, um das Unglück aus Kindertagen unter Verschluss zu halten.

Im Folgenden führe ich Möglichkeiten an, in einem ganzheitlichen Lusterleben – wenn Liebe und Sex zusammenfinden – das sexuelle Beziehungserleben zu bereichern. Über die *Lust der Selbstbefriedigung* als Basis des Lusterlebens habe ich schon geschrieben. Jetzt geht es darum, diese Lust dem Partner zu «schenken» und sich dabei selbst durch die Anwesenheit des Partners bereichert zu erleben und zusätzlich erregen zu lassen. Also

1. die *Lust der Masturbation vor dem Partner*, der durch entsprechende Gesten und Worte das Geschehen lustvoll steigern kann. Mit dieser Form der Lust liefert sich der eine dem anderen in besonderer Weise aus, was einerseits Vertrauen voraussetzt (und auch als Vertrauensbeweis erlebt werden kann), andererseits dadurch aber auch Vertrauen schafft.

2. Dies ermöglicht dem zuschauenden Partner eine besondere Form der Beziehungslust, nämlich die *Lust, dem masturbierenden Partner zuzuschauen*, mitzuerleben, was und wie es der Partner «anstellt», sich Lust zu verschaffen. Er kann sich davon animieren lassen, ohne sich selbst «aussetzen» zu müssen. Vor allem aber kann der Einblick in das lusterregende Verhalten des Partners wichtige Hinweise für das Verhalten im partnerschaftlichen Geschehen geben. Zuzuschauen, eventuell sogar bis zum selbstinduzierten Orgasmus des Partners – wenn man nicht vorher mit einschwingen will –, stellt für viele einen besonderen Reiz dar und kann die Beziehungslust wesentlich bereichern.

3. Diese Form lässt sich noch steigern durch die *Lust, sich am Partner Lust zu verschaffen*. Zugespitzt formuliert, heißt dies, dass der Partner als Objekt der Selbstbefriedigung benutzt wird. Dies erfordert einerseits eine enorme Bereitschaft, sich so verwenden zu lassen – im Guten gelingt das nur bei liebevoller Zuneigung und im gesicherten Vertrauen des anderen darauf, später den Subjektstatus wiedereinnehmen zu können und dann auch respektiert zu werden. Andererseits besteht so die Gelegenheit, sich genüsslich zu bedienen – ohne

Protest, Ablehnung oder irgendeinen negativen Kommentar erwarten zu müssen. Der andere steht einfach zur Verfügung, man kann ihn für die eigene Körperlust benutzen und dabei eine besonders dankbare Beziehungslust erleben. Natürlich setzt auch diese Möglichkeit die Einstellung voraus, den Partner dadurch nicht herabzusetzen.

4. Die eben beschriebene Beziehungslust bedient sich kollusiv der *Lust, sich vom Partner benutzen zu lassen.* Der schon genannte Objektcharakter kann dabei als besondere narzisstische Bestätigung erlebt werden. Hier ist der Grat zwischen dem eher pathologischen Bedürfnis, sich dienend zur Verfügung zu stellen, und der gesunden Selbstbestätigung, ein geschätztes «Objekt der Lust» sein zu dürfen, sicherlich schmal. Es handelt sich um die Bereitschaft, dem wertgeschätzten Partner zu Diensten zu sein, als ein Ausdruck des liebenden Interesses am Wohlbefinden des Partners.

5. Dies leitet zu einer aktiveren Form der Beziehungslust über, der *Lust, dem Partner behilflich zu sein,* gut zu seiner Körperlust zu kommen. Dazu benötigt man Erfahrungswissen über dessen Vorlieben und Eigenarten. Dem Partner auf diese Weise direkt und unmittelbar Gutes zu tun stellt in einer liebevollen Beziehung eine großartige narzisstische Bestätigung dar und wird in aller Regel auch mit dankbarer Zuneigung beantwortet. Es steht dann nicht die eigene Lust im Mittelpunkt, sondern die besondere Freude, den Partner zum «Jubeln» zu bringen.

6. Dies korrespondiert natürlich mit der *Lust, es sich vom Partner machen zu lassen.* Auch hier im beiderseitigen Wissen, dass die Verantwortung für eine orgastische Welle beim Lustsubjekt liegt. Indessen ist es auch eine großartige Beziehungs-

leistung, sich so lange der Zuwendung und «Manipulation» des Partners zu überlassen, bis man sich getrost der eigenen Entspannung hingeben kann. Die eher passiv erfahrene Lust ist eine hervorragende Möglichkeit, nach anstrengender Tagesleistung zu wohlverdienter und lustvoller Entlastung zu kommen.

7. So ist am Ende die gemeinsam erlebte *Lust, für sich und füreinander bereit zu sein,* ein Gesamtvergnügen, das Körperlust und Beziehungslust in dynamischen Variationen kombiniert und sowohl zur sexuellen Befriedigung als auch zu einem guten partnerschaftlichen Zusammenleben führt.

Eine gute partnerschaftliche Sexualpraxis reagiert auf die situative Beziehungsdynamik. Sie zeichnet sich durch eine große Variabilität und Vielfalt des sexuellen Geschehens aus, je nach Zeit, Ort und Situation, abhängig von den wechselnden Wünschen der Partner, etwa hinsichtlich Aktivität oder Passivität. Auf diese Weise lässt sich im Grunde die befürchtete Abnutzung der Erregung und des Entspannungswunsches durch Gewohnheit und Langeweile verhindern und der Partnerschaft bleibt die gegenseitige Faszination und die Fürsorge für den anderen erhalten, die die wesentlichen Voraussetzungen für eine verbindliche Beziehung sind. Gelingen kann dies allerdings nur, wenn die Partner einen Weg finden, ihr Befinden und ihre Wünsche einander mitzuteilen und verständlich zu machen.

Sexualität im Dienste von ...

1. Sehnsuchtssex

Sexualität eignet sich hervorragend, um frühe ungestillte
Bedürfnisse nach Annahme, Zuwendung und Bestätigung
zu transportieren. Sexuelle Kontakte ermöglichen Körperkontakt und fordern wenigstens ein Minimum an Zuwendung. Selbst in einer ansonsten hasserfüllten Beziehung
können die «Waffen» für einen Augenblick schweigen; in
einer gefühlsleeren Beziehung kann das Interesse aneinander kurz wieder aufflammen und im Sex sich die Illusion von
Erregung, Zuwendung und Interesse einstellen. Sexualität
ist dann der letzte Rest an mitmenschlicher Bezogenheit, sie
bietet die Brosamen verweigerter Liebe.

So wird auch der süchtige Gebrauch von Sex verständlich:
nämlich dann, wenn alles, was in der frühen Entwicklung an
Liebe, Zuwendung und Bestätigung gefehlt hat, später in der
Sexualität gesucht wird und damit ausgeglichen werden soll.
In diesem Fall entbehrt die sexuelle Praxis oftmals der erotischen Raffinesse und der geilen Erregung. Der sexuelle Akt
wird lediglich dazu benutzt, zusammenzukommen, berührt
und zärtlich behandelt zu werden, um sich gebraucht zu erleben, wichtig zu sein und Anerkennung zu finden. In Partnerschaften führt das unerkannte Sehnsuchtsanliegen in
der Regel in den Konflikt: Er will Sex und sie zärtlichen Kontakt, oder sie sucht über Sex Entspannung und er will um-
sorgt sein und gepflegt werden. Wird Sexualität dazu benutzt, zu klammern, ein unendliches Vor- oder Nachspiel zu
zelebrieren, besondere Zuneigung und Dankbarkeit zu erwarten, weist das in der Regel auf eine Frühbedürftigkeit
hin, die via Sexualität transportiert wird. Männer glauben
häufig, wenn ihre Partnerin sich zärtlich nähert, dass sie Sex

will – und so nimmt das Missverständnis seinen verhängnisvollen Lauf. Sie wirft ihm empört vor: Du willst immer nur das eine, und er verliert das sexuelle Interesse an ihr.

Aber auch eine andere Rollenverteilung ist gut möglich. Er kriecht förmlich in sie, ohne Aktivitätsinteresse, er will verweilen, sich geborgen und aufgehoben fühlen, im Grunde zurück in den Uterus, aus dem er einst so ungnädig geworfen worden und dann unterversorgt geblieben ist. Kein Wunder, dass ihm dann auch gar nicht so selten die «Kraft» und Entschlossenheit zur Erektion und Penetration fehlen. Ihr kann dieses Verhalten eigentlich nicht gefallen, und oft genug klagt sie darüber, in ihrem Partner praktisch noch ein Kind zu haben, das sie mitversorgen soll. Ihre sexuellen Bedürfnisse bleiben unerfüllt und ihre Phantasien wandern ab – und mitunter auch der ganze Körper, der im «Seitensprung» Erregung und Entspannung findet.

In einer guten Beziehung können Sehnsucht und Geilheit durchaus zusammenfinden. Am Anfang Streicheln, Kuscheln, der Austausch von zärtlichen Gesten, ein liebevoll zugewandtes genitales Ineinanderverweilen – so findet die Sehnsucht etwas Erfüllung und kann anschließend in den sexuell orientierten Ziellauf münden und mit dem Orgasmus einen befriedigenden Abschluss finden. Vielleicht steht der Orgasmus auch in dem Dienst, die nie endgültig abzuschließende frühe Bedürftigkeit zu «erden» und so wenigstens vorübergehend Beruhigung zu schaffen und «Frieden» zu ermöglichen.

Der «Blümchensex» aus früher Bedürftigkeit verlangt Zuwendung, Annahme, Zärtlichkeit und Bestätigung. Via Sex werden Berührung, Körperkontakt und zugewandte Gesten möglich, die Sehnsucht entfachen und Verliebtheit auslösen. Der erlebte «Siebente Himmel» birgt allerdings «Unwetter»-Gefahren. Indem man sich aus ungestillter früher Bedürftigkeit – verstärkt, wenn sexueller Triebdruck vorliegt – den Verliebtheitspartner unrealistisch «schön» sieht, drohen übertragungsverursachte Reinszenierungen der frühen Defizite und Verletzungen. Am häufig eher schnellen Ende der Verliebtheitstrance erlebt man enttäuscht und erschrocken einen Zustand von Verrat und Verlassenheit, von Unverständnis, Kränkung und Abwertung. Der Rausch der Verliebtheit endet mit der Katerstimmung der Ernüchterung. Die belastenden Erfahrungen aus frühen Mütterlichkeits- und Väterlichkeitsstörungen haben sich wiederholt – nur ist jetzt der Partner der Undankbare, Gemeine, Böse, während die frühe Täterschaft der Eltern weiterhin verborgen bleibt. Auf diese Weise können sich Verliebtheiten mit immer wieder dem gleichen enttäuschenden Ausgang wiederholen, und der Mechanismus der Übertragung und Wiederholung, den ich in «Die Liebesfalle» beschrieben habe, bleibt dennoch unerkannt. Unerfüllte frühe Bedürftigkeit und sexueller Triebdruck sind ein unheilvolles Bedürfnisgemisch, das in Beziehungen treibt, die nur unglücklich ausgehen können. Der Verdacht, dass etwas in der Art vorliegt, liegt nahe, wenn nach dem ersten Sex Ekel empfunden wird und man schnell wieder auseinanderkommen will. Betrachtet man dann den Partner mit nüchternem Blick, schaut sich etwa im Zimmer und im Bad um und empfindet Abneigung, war man Opfer einer Bewusstseinsveränderung und Wahrnehmungsverzerrung aus aufgestauter Bedürftigkeit. (Kleiner Test: Könnten Sie nach dem Sex noch die Zahnbürste des Partners verwenden?).

Meistens sieht man durchaus die Fehler und Schwächen des Intimpartners, übergeht sie aber, um einer Sehnsuchtsbedürftigkeit oder dem Triebdruck nachzugeben; in der Entwicklung der Beziehung kann dieses Verhalten aber nur zu Konflikten und Krisen führen. Deshalb sollten Abneigung, Ekel, Enttäuschungen, Unangenehmes oder Störendes in einer Beziehung, die im Zustand sexueller oder sehnsüchtiger Nüchternheit spürbar werden, unbedingt besprochen, ausgetragen und geklärt werden, bevor man sich verbindlich verpflichtet. Man kann mit dem Wissen um die Begrenzungen in einer Partnerschaft ganz gut auskommen, nicht aber mit der Verleugnung und der Erwartung, dass sich alles doch noch bessern könnte. Wer aus Gründen der Sexualökonomie eine Partnerschaft eingeht, wird bald im Beziehungssumpf stecken; und wer dies aus früher ungestillter Sehnsucht anstrebt, dem wird die Lust und Entspannung durch Sexualität verloren gehen. Eine gute Partnerschaft braucht eine Abstimmung der sexuellen Interessen und Klarheit darüber, wie viel Bedürftigkeit gestillt und wie viel Autonomie gelebt werden kann. Aus meiner psychotherapeutischen Erfahrung kann ich sagen: Männer rutschen häufiger in die Liebesfalle, weil sie ficken wollen, und Frauen lassen sich sexuell häufiger benutzen, weil sie ihr Zuwendungsbedürfnis stillen wollen. Dass man die Schwächen, Fehler und Makel eines Intimpartners dank Triebdruck oder früher Bedürftigkeit übersieht, mag eine Gnade der Natur sein (der durch «Glückshormone» veränderten Wahrnehmung und Beurteilung), ist aber keine gute Basis für eine dauerhafte Beziehung.

2. Narzisstischer Sex

Der narzisstische Sex dient der Selbstbestätigung und dem Selbstwert. Über sexuelles Handeln sucht der Narzisst Anerkennung und Bewunderung. So bemüht er sich um Attraktivität und will durch besondere Leistungen, ausgefallene Sextechniken, aufregende Accessoires und ein faszinierendes Ambiente beeindrucken. Was innerlich nicht erlebt wird, muss äußerlich hervorgehoben und betont werden. Dabei bleibt der Narzisst nur bei sich, der Sexualpartner wird zum Selbstobjekt, das folgen muss und bestätigen bzw. bewundern soll. Nur durch den Partner und dessen Claqueurverhalten kann sich der Selbstwertgestörte Großartigkeit herbeiphantasieren. Es wird die «geile Nummer» gesucht, der besondere Kick, das zum Prahlen geeignete Erlebnis, die schwärmerische Beziehung. Die sexuellen Aktivitäten sind nicht selten sehr heftig, betont erregt, sehr sportlich, mitunter mit artistischen Einlagen. Das Äußere spielt eine wesentliche Rolle: Schminke, Schmuck, Tattoos, Sonnenstudiobräune, Mode und ein gestyltes Aussehen betonen das sexuelle Balzverhalten. Der narzisstische Sex fordert Anerkennung und Lob, lässt aber – will man die Beziehung erhalten – niemals ehrliche Kritik zu. Der verehrungssüchtige Narzisst braucht den anbetungswilligen Ko-Narzissten. Beide verbergen im Getue und Gemache ihre tiefe Verunsicherung und den großen Bestätigungswunsch. Bei der Sexualität geht dies natürlich auf Kosten der Lust, vor allem wenn Gewohnheit, Langeweile, das unvermeidliche Älterwerden, Schwächen und Gebrechen die Inszenierungen gewöhnlich werden lassen und die Betonungen des Äußerlichen nicht mehr ausreichen, um die inneren Zweifel und Mangelgefühle zu betäuben. Diese Problematik nimmt zunehmend pathologische Züge an, etwa wenn dann noch sogenannte Schönheitschirurgen die Not des Narzissten ausnutzen. Zugegeben, die Schönheit des Körpers lässt mit der Zeit nach, aber echtes Verhalten und Fühlen bleiben auch dann erregender und animierender als die Reize künstlicher Schönheit. Für die Opfer eines narzisstischen Zeitgeistes dürften diese Erfahrungen allerdings weniger Bedeutung haben, denn sie suchen nach äußerer Bestätigung und nicht nach innerer emotionaler und direkter körperlicher Berührung. Silikon soll wettmachen, was dem Selbstwert abgeht.

Lust entsteht nicht durch Äußerlichkeiten. Lust eignet sich nicht zur Bewunderung. Lust ist Selbstzweck, sie dient der Entspannung, der Befriedigung und ist eines der wichtigsten Mittel zur Gesunderhaltung. Lust kann man dem Partner «schenken». So, wie alle echten Gefühle ansteckende Wirkung haben, so kann man sich auch von der Lustwelle des Partners mitnehmen lassen und selbst einen Höhepunkt und Entspannung erreichen. Bei narzisstisch aufgeblähter Als-ob-Lust fehlt dieser Mitnahmeeffekt. Huren agieren vorwiegend auf narzisstisch-hysterischem Niveau und werden nur dann zu Edelprostituierten, wenn ihr Agieren auf dem schmalen Grat zwischen persönlichem Desinteresse am Freier und der narzisstischen Gratifikation des Kunden diesem einen Freiraum der Phantasie belässt. Die mögliche Lust des Freiers ist nicht so sehr das Ergebnis des sexuellen Aktes, sondern resultiert eher daraus, dass er sich gut behandelt und bestätigt, mit anderen Worten narzisstisch aufgewertet fühlt. Prostitution ist ein riesiges Geschäft mit narzisstischer Not!

Zärtliche und narzisstische Bedürfnisse sind häufig so eng mit sexuellen Aktivitäten verbunden, dass der Irrtum des Verlangens erst im Geschehen oder im Nachhinein erkennbar wird. Dabei können folgende Hinweise hilfreich sein:

* Es gibt Erektionsprobleme bzw. Vagina und Vulva bleiben trocken.
* Die Ejakulation ist erschwert und verzögert oder gelingt gar nicht.
* Ein Orgasmus ist nicht erreichbar oder bleibt schwach.
* Man ist abgelenkt und nicht beim sexuellen Akt.
* Es kommt keine wirkliche Entspannung zustande.
* Der sexuelle Akt wird irgendwie unbefriedigt beendet mit der Gefahr, sich oder dem Partner Vorwürfe zu machen,

Streit zu beginnen oder sich enttäuscht und verärgert abzuwenden.

- Es entstehen beim sexuellen Akt oder danach körperliche Beschwerden (nicht selten auch Spannungen und Druckschmerz in der Herzgegend – die nach körperlicher Abklärung keine Durchblutungsstörungen am Herzen sind, sondern somatisiertes «Herzeleid», das heißt unerfüllte Liebessehnsucht).
- Jede Form körperlicher Beschwerden – genital oder anderswo – kann ein Hinweis auf einen Motivationsirrtum und eine unbewusste Konfliktlage bei sexuellen Aktivitäten sein.

3. Beziehungssex

Beziehungssex ist die reifste Form der Sexualität. Körperlust und Beziehungslust finden zusammen. Beide Partner verstehen Sexualität als eine konstituierende Kraft ihres Lebens. Sie sind an einer regelmäßigen, vielfältigen, abwechslungsreichen und natürlich lustvollen Sexualität interessiert. Sie erleben sich eigenständig in partnerschaftlicher Bezogenheit und fühlen sich verantwortlich für die eigene Lustfähigkeit. Sie suchen nach Übereinstimmung und sind sich grundsätzlich ihrer Verschiedenartigkeit bewusst. Nichts ist selbstverständlich und darf einfach erwartet werden; hingegen ist alles möglich, muss aber vereinbart werden. Die Abhängigkeit sexueller Appetenz von den unterschiedlichsten Einflüssen wird akzeptiert und der situative Sexualstatus frei und offen kommuniziert. Sich selbst mit seinen sexuellen Wünschen und Bedürfnissen wahrzunehmen, diese mitzuteilen und darüber zu verhandeln sind die Grundlagen der sexuellen Beziehung. Indem man sich dabei vom Partner respektiert erfährt, fällt es leicht, auch dessen Besonderheiten zu achten und mit den eigenen Möglichkeiten entsprechend darauf einzugehen. So ist Sexualität eingebettet in eine zugewandte und hilfreiche Beziehung und diese wird durch lustvolle Sexualität geadelt. Das egoistische Lustinteresse bezieht den Partner ein, und die Berücksichtigung des Lustbedürfnisses des Partners fördert die Zuneigung füreinander. Die gute Beziehung hilft dem Sex, der lustvolle Sex stabilisiert die Beziehung.

Um diesem Ideal nahe zu kommen, ist jeder von beiden bereit, mögliche Behinderungen seiner Lustfähigkeit zu verstehen und zu vermindern und die möglichen Übertragungen und Projektionen auf den Partner zu erkennen und zurückzunehmen. Damit wird sexuelle Partnerschaft eine nie endende Aufgabe und erfüllt einen wesentlichen Sinn des Zusammenlebens: über Empathie, Respekt und Lust eine Beziehung zu pflegen, in der Zufriedenheit und Entspannung immer wieder erreicht werden können. Nach meiner Erfahrung ist das die wichtigste Grundlage für ein friedfertiges Leben und die intrapsychische und interpersonelle Basis für «Demokratie»: Die eigenen Möglichkeiten werden verantwortlich genutzt, die gegebenen Begrenzungen und Andersartigkeiten respektiert, das Zusammenleben wird diskutiert und verhandelt, das gemeinsame Ziel ist lustvolle Entspannung, die vor Fanatismus, übertriebenem Leistungsstreben oder Konkurrenzdenken und süchtigem Konsumbedarf nachhaltig schützt.

Dass Menschen nicht zur lustvollen Entspannung kommen können und eine friedfertige, liebevolle Beziehung verhindern müssen, ist die belastendste Erfahrung meiner psychotherapeutischen Tätigkeit. Deshalb hat die Frühbetreuung von Kindern, die Qualität ihrer ersten Beziehungserfahrungen in der Präsenz und Empathie der Eltern und deren Bereitschaft und Fähigkeit zur Bestätigung, Befriedigung und angemessenen Begrenzung eine so immense Bedeutung. Denn die Lustfähigkeit wird vor allem durch aufgestaute Gefühle früher Verletzungen und erlittener Defizite behindert, und die Beziehungsliebe basiert im Wesentlichen auf guter Selbstliebe bei ausreichend vermitteltem Selbstwert.

Im Beziehungssex kommen körperliche Selbstliebe und partnerschaftliche Fremdliebe zusammen. Letztlich geht es also um Behinderungen der Liebe, die Beziehungssex erschweren oder unmöglich werden lassen. Damit werden auch die möglichen Hilfen verständlich: Die Selbstliebe ist körpergebunden, so dass vor allem die verkörperten Gefühle (die Lustblockaden) aufgefunden und nach den gegebenen Möglichkeiten auch aufgelöst werden sollten. Bemühungen darum lohnen sich immer, auch wenn manche Blockade zum Schutz vor tiefster Bedrohung und Not nicht aufgegeben werden kann. Deshalb ist Prävention wichtiger und hilfreicher als Therapie. Und Fremdliebe ist beziehungsgebunden, so dass vor allem Übertragungen der Sehnsüchte, die die Eltern nicht erfüllt haben, von Partnern zurückgenommen werden müssen und die Projektionen der Verletzungen, die von Eltern verursacht wurden, nicht mehr den Partnern angelastet werden.

Die Qualität und Intensität von Körperlust und Beziehungslust sind abhängig von den entwicklungspsychologischen Bedingungen, die die Persönlichkeit und damit den Körper nachhaltig geprägt haben, was auch nicht durch den schönsten Partner oder das geilste Event wesentlich verbessert werden könnte.

Guter Sex erhält die Beziehung –
schlechte Beziehung zerstört die sexuelle Lust

Wenn Sex und Liebe zusammenfinden, darf man sich wirklich glücklich schätzen. Aber das ist selten, jedenfalls nicht selbstverständlich. In aller Regel bedarf das Junktim ständiger Pflege: Beziehungsarbeit und Sexkultur. Das ist etwas grundsätzlich anderes als Verliebtheit, verbunden mit sehnsüchtigem Sex. Im letzteren Fall will man verschmelzen, aufgehoben sein, sich bestätigt und bejaht fühlen und verwechselt aus diesem Grunde körperliche Zärtlichkeit und genitale Vereinigung mit endlich erfolgter narzisstischer Gratifikation. Deshalb kann das Stadium der Verliebtheit nicht lange anhalten. Das Trennungserleben nimmt dann oft sehr dramatische bis suizidale Formen an: «Ohne dich will und kann ich nicht weiterleben!» Bedenkt man, wie viele Möglichkeiten für eine liebevolle Beziehung und guten Sex es für jeden Menschen gibt, weist ein solch eingeengtes Erleben nahezu unmittelbar auf die in ihm verborgene Muttersehnsucht hin. Denn nur sie ist die Einzige auf der Welt, ohne die man nicht gut oder gar nicht leben kann.

Auch der triebhafte Sex aus aufgestautem sexuellen Bedürfnis, mit dem man sich jedes potenzielle «Lustobjekt» schönsieht und zu lieben glaubt, ist vom angesprochenen Ideal weit entfernt.

Doch selbst in der Ehe fallen Liebe und Sex häufig auseinander – entweder gute «kameradschaftliche» Beziehung und der Sex lahmt oder Sexorgien auf Kosten liebevollen Verstehens. Wird die verständnisvolle Beziehung so stark in den Vordergrund gestellt, dass die Sexualität keine besondere Bedeutung hat oder gar nicht mehr stattfindet, liegt dem nahezu regelmäßig ein Übertragungsgeschehen in der Partnerschaft zugrunde; in der Tiefe sehnt man sich dann nach Mutter oder Vater, mit denen man natürlich auch nicht schlafen will. Infolge unbewusster Übertragungserwartungen an den Partner sieht man diesen nicht mehr, wie er wirklich ist, sondern mit der Brille früher Erfahrungen, was die reale, gegenwärtige Beziehung zunehmend vergiftet. Wenn hingegen der Sex ersetzen soll, was beziehungsdynamisch nicht mehr gelingt, dann müssen die sexuellen Begegnungen immer häufiger, wilder, wechselhafter und raffinierter absolviert werden, um das Liebesdefizit – natürlich erfolglos – auffüllen zu wollen. Dies ist die Quelle einer Sexsucht. Sex ist eben nicht gleich Liebe.

Es gibt in der Ehe aber noch einen ganz anderen, weit verbreiteten und in der Sache eher harmlosen, aber ebenso traurigen Grund, dass Liebe und Sex auseinanderfallen oder an Erregung und Befriedigung verlieren. Das ist die Gewöhnung – das Selbstverständliche, das Alltägliche, die Routine. Die individuellen Besonderheiten schleifen sich ab, der Alltag entlarvt auch die hässlichen Seiten der Beziehung. Die normale Nichtübereinstimmung entwickelt sich zum gegenseitigen Vorwurf und ständigen Streitthema.

Man pflegt sich weniger, lässt sich gehen, sieht sich ungekämmt und ungeschminkt, muss unangenehme körperliche Ausdünstungen und Ausscheidungen aushalten und die Charakterfehler, die jeder hat, zur Kenntnis nehmen. Dass zwei Menschen in jeder Hinsicht gut zusammenpassen, ist wohl so selten wie ein Lottogewinn, aber die meisten erwarten genau dies voneinander, sonst würden sie nicht ein enges Zusammenleben riskieren. Für viele beginnt mit dem Zusammenwohnen ein trauriger Prozess des Liebesverlustes und des erotisch-sexuellen Abtörnens. Ich habe diese Entwicklung so oft zur Kenntnis nehmen müssen, dass darin auch ein unbewusstes Ausagieren frühen Unglücks vermutet werden darf. Die gegenwärtige Beziehung darf einfach nicht besser werden als das, was man aus der Kindheit kennt, weil ansonsten das frühe Elend umso schlimmer spürbar würde. Solange frühe Defizite und Verletzungen nicht erkannt und gefühlsmäßig verarbeitet sind, ist in der Gegenwart kein besseres Leben möglich als in der Vergangenheit – wenn dieser Zusammenhang endlich verstanden würde, könnten sich sehr viele Menschen vom selbstgemachten Beziehungselend der Gegenwart befreien. Aber ohne diese Erkenntnis und eine gefühlsgetragene Integration der Entwicklungsgeschichte bleibt das Elend der Kindheit eben lebensbestimmend. Keinen der beiden Partner trifft dann wirklich Schuld, beide leiden und bemühen sich, ihre Situation zu verbessern, finden jedoch keinen wirklichen Ausweg aus der «Liebesfalle».

Wenn Liebe und Sex auseinanderzufallen drohen, dann helfen nur «Beziehungsarbeit» und «Sexkultur».

Beziehungsarbeit

Angst, Kränkung, Hass und Ekel sorgen dafür, dass sexuelle Lust und Entspannung unmöglich werden. Stress tötet die Lust. Die wichtigste Aufgabe der Beziehungsarbeit besteht dann darin herauszufinden, welche Gefühle dafür verantwortlich sind; ob sie aus der eigenen Geschichte mitgebracht wurden oder durch die gegenwärtige Beziehung entstanden sind.

Anfangs glaubt man immer, das gegenwärtige Geschehen und natürlich das Verhalten des Partners seien die Quelle der eigenen Unzufriedenheit, und im Glauben auf Besserung hält man gegebenenfalls lange an einer unglücklichen Beziehung fest. Die erhoffte Besserung tritt aber nie ein, weil es gar nicht der Partner ist, an dem man wirklich leidet – auch wenn er sich noch so unmöglich verhält –, sondern es ist immer das eigene Leid, das man in sich trägt und auf den betreffenden Partner projiziert. Wer an seinem Partner leidet, ist selber schuld. Und muss sich die Frage gefallen lassen, weshalb er an einer solchen Beziehung festhält und sich sein Leben in eigener Verantwortung belastet und verdirbt. Es gibt nur wenige, allerdings auch schwerwiegende Gründe, die sich für das Festhalten am eigenen Unglück anführen lassen:

1. Die gemeinsame Verantwortung für Kinder
Aber unglückliche Eltern machen auch ihre Kinder unglücklich. Eine klare Trennung mit der Chance für die Kinder, die Mutter- und die Vaterwelt mit ihren jeweiligen Stärken und Schwächen getrennt kennenzulernen und sich daraus allmählich eine eigene Meinung zu bilden, ist bei aller Tragik für die Kinder immer noch die bessere Lösung, als unter der Beziehungsqual der Eltern zu leiden, für die Interessen einer Seite missbraucht zu werden oder als Sündenbock herhalten zu müssen. Jedes Kind hat seine ureigene Individualität, die nur in der Auseinandersetzung mit den elterlichen Eigenschaften, mit der Übernahme und Abgrenzung von deren Erfahrungen und Ansichten sowie in der Freiheit des Suchens und Experimentierens mit den eigenen Möglichkeiten reifen kann.

2. Die finanzielle Abhängigkeit vom Partner
Das ist natürlich ein großes Thema der Gesellschaftsentwicklung, des Arbeitsmarktes sowie der Familien- und Sozialpolitik. Eine Partnerschaft kann im Grunde nur gelingen, wenn beide finanziell eigenständig und unabhängig sind. Wer stattdessen lieber im Wohlstand einer sonst unglücklichen Beziehung leben will, sollte nicht klagen und vor allem den Partner, an dem er schmarotzt, nicht schlechtmachen.

3. Bleiben *Alter, Krankheit und unerwartete Not*, die eine Verpflichtung sind, die Partnerschaft als karitative Institution aufrechtzuerhalten. Dazu ein eindeutiges «Ja!». Das heißt aber nicht, dass man das eigene Leben, das noch nicht von Alter, Krankheit oder Not gebeugt ist, opfern müsste. Es geht um Fürsorge, Unterstützung und Hilfen, die vor allem organisiert sein wollen. Es geht um Übernahme von Verantwortung, wenn der andere sie nicht mehr wahrnehmen kann,

und um den Schutz der Würde des Gebrechlichen. Über das Recht auf ein eigenes Leben, auf Vergnügen und auf sexuelle Lust, die mit dem Partner nicht mehr möglich sind, muss hingegen jeder selbst entscheiden. Ich habe leider oft erfahren müssen, dass der Verzicht auf das eigene Leben dem Pflegebedürftigen angelastet oder an ihm irgendwie abreagiert wird. In aller Regel verbirgt sich dahinter nur die eigene Unfähigkeit, alleine zurechtzukommen und Verantwortung für das eigene Leben zu übernehmen. Eine so motivierte Pflege kann man sich nicht wünschen.

Das Beziehungsleid in einer Partnerschaft ist immer selbst gemacht, auch wenn dem Partner seine Fehler und Schwächen nachgewiesen werden können. Ob man eine unglückliche Beziehung verlässt oder immer wieder Verletzungen aushält oder sogar provoziert, das liegt in der persönlichen Verantwortung. Das Festhalten am Leiden ist stets verdächtig, dass man einen äußeren Grund braucht, um die eigenen inneren Belastungen abreagieren zu können.

Sexuelle Lust ist an vertrauensvolle Hingabe und angstfreies Loslassen gebunden. Ist dies nicht gewährleistet, bleibt der Sex stressig, verkrampft, begrenzt und unbefriedigend und verliert infolgedessen seine wichtigsten Funktionen: Lust und Entspannung. Beziehungskonflikte zerstören die sexuelle Lust, aber die Verantwortung für die Konflikte liegt bei jedem selbst. Die notwendige Beziehungsarbeit kann nicht der andere leisten. Wenn beide bereit sind, ihre Beziehungskonflikte zu verstehen und ihren jeweiligen Anteil daran zu regulieren, lebt man in einer sehr guten Beziehung. Die Regel ist das nicht. Die Beziehungsarbeit, die der Einzelne leisten kann, besteht

- in der Selbsterkenntnis der eigenen Konfliktanteile und der Übertragungen auf den Partner;

- in der Zurücknahme der Übertragungen und der emotionalen Verarbeitung der störenden Übertragungsinhalte (Hoffnungen, Erwartungen, Befürchtungen, Enttäuschungen, die ursprünglich von den Eltern nicht erfüllt worden sind oder durch sie verursacht waren);
- in klaren Ansagen, was man will, braucht und nicht akzeptieren kann;
- in der Akzeptanz und emotionalen Verarbeitung von Verschiedenartigkeit und Begrenzung;
- im Verhandeln von unterschiedlichen Interessen und Bedürfnissen mittels Kompromissen und Absprachen.

Sexkultur

Sexualität kann wesentlich zu einer guten Beziehung beitragen. Die körperliche Intimität, das emotionale Erleben, die verbale Zuwendung und Bestätigung und vor allem die erreichbare Entspannung sind für eine liebevolle Beziehung konstitutiv. Selbst bei eher beziehungslosem Sex bleiben Augenblicke menschlicher Nähe und Verbundenheit. Menschen, die guten Sex miteinander hatten, bleiben sich meistens ein Leben lang innerlich zugetan. Ganz anders verhält es sich hingegen, wenn sexuelles Verlangen nicht angenommen wurde oder gescheitert ist. Dann verführt die Kränkung häufig zur Abwertung des anderen. Sex ist eine gute Basis für Loyalität und Zuneigung über die Zeiten hinaus. Sex ist auch gut zur Versöhnung, zur Konfliktberuhigung, zur Wiedergutmachung. Wer sich über einen Orgasmus entspannen kann, der ist danach in einem wesentlich friedlicheren, toleranteren und zufriedeneren Zustand als zuvor. Die Welt sieht wieder anders aus. Diese positive Wirkung ist für manche wie eine Droge, und sie werden süchtig danach. Aber wie bei allen anderen Süchten auch ist es nicht die Droge, die die Abhängigkeit verursacht, sondern die ungestillte Bedürftigkeit des betreffenden Menschen.

Deswegen sollte Sex nicht regelmäßig anstelle von Konfliktklärung und -lösung eingesetzt werden. Auf Dauer chronifiziert das die Beziehungsstörungen und zerstört die sexuelle Lust. Aber gegen den kleinen Stress, die Alltagsstrapazen, die geringeren Verstimmungen oder die entstandene Distanz in der Beziehung ist Sex ein Königsweg zur Entlastung, zur genussvollen Nähe, zu Versöhnung und Entspannung. Dazu bedarf es einer *Sexkultur:* erotische Zwiegespräche, klare Ansagen, was man will und sich wünscht. Die Vorbereitungen, das Ambiente, die Technik und auch die Hilfsmittel bekommen in diesem Zusammenhang eine wesentliche Funktion und Berechtigung. Am wichtigsten aber bleibt die Arbeit an der eigenen Lustfähigkeit, um sich dem Partner im Vergnügen anbieten zu können und nicht etwa von ihm zu erwarten, dass er für die gewünschte Entspannung schon sorgen wird.

Oft höre ich Frauen darüber klagen, dass der Partner Sex will, ohne dass die Beziehung dafür hergestellt sei. Sie fühlen sich dann nur benutzt und nicht als «ganze Frau» gemeint. Damit spalten sie sich selbst in Unter- und Oberkörper auf und werten die sexuellen Möglichkeiten ihres Frauseins ab. Indem sie den Partner zum «Schwein» erklären, verleugnen sie in der Regel ihre eigenen sexuellen Luststörungen.

Natürlich gibt es auch gravierende Beziehungskonflikte, die sexuellen Kontakt im Grunde unmöglich machen. Hassvolle Vorwürfe oder gar Nötigungen zu intimen Handlungen weisen dann auf schwerere Persönlichkeitsstörungen hin, die sich nicht durch Sex «heilen» lassen. Versöhnung durch Sex ist nur auf dem Niveau einer situativen und vorübergehenden Verstimmung möglich. Sich auch in genitaler Hinsicht als «ganze Frau» zu erleben, ist hingegen durchaus Ausdruck eines gesunden Selbstverständnisses – man ist begehrt, wird lustvoll «gebraucht» und kann die Situation auch für das eigene Vergnügen nutzen, also den Partner ebenso «gebrauchen». Jeder, der Sorge dafür trägt, seine Lustfähigkeit zu entwickeln, investiert nicht nur in seine Gesundheit, sondern auch in eine zufriedene Beziehung, die auf dieser Grundlage Konflikte besser übersteht und Differenzen leichter toleriert.

Die sexuellen und Beziehungsprobleme in Abhängigkeit von den frühen Mütterlichkeits- und Väterlichkeitsstörungen

Säuglingsforschung und Neurobiologie haben inzwischen die psychotherapeutischen Erkenntnisse von der prägenden Bedeutung der ersten Beziehungserfahrungen (Mutter – Vater – Kind) überzeugend gesichert. Dies lässt im Grunde keine Diskussion mehr über die Wichtigkeit einer optimalen Betreuung von Säuglingen und Kleinstkindern zu. Was allerdings «optimal» im jeweiligen Fall heißt, bleibt eine individuell zu lösende Aufgabe.

Bei Fragen der Frühbetreuung darf es keinen Streit über familiäre oder Fremdbetreuung geben, sondern es muss die Qualität der ersten Beziehungserfahrungen aus der Perspektive des Kindes bewertet werden. Das Kind braucht die zuverlässige Präsenz einer primären Bezugsperson mit den Fähigkeiten zur Empathie, Bestätigung und Befriedigung, mit der Bereitschaft zu Schutz und angemessener Begrenzung. Aus dieser Sicht gibt es Mangelmütter und böse Eltern, so dass ein Kind möglichst frühzeitig in Fremdbetreuung kommen sollte. Und es gibt völlig unzureichende Kinderkrippen mit ungeeignetem oder überfordertem Personal, mit wechselnden Betreuungspersonen und vielfältigen schädigenden

Einflüssen, in die Kleinstkinder niemals gegeben werden dürften. Eine kindgerechte Entscheidung wird also die Betreuungsqualität in den Mittelpunkt stellen.

Für unser Thema will ich die Folgen der möglichen frühen Mütterlichkeits- und Väterlichkeitsstörungen auf die spätere Sexualität und Beziehung beschreiben.

1. Für einen Menschen mit der Erfahrung früher *Mutterbedrohung* (die Einstellung der Mutter zum Kind lautet: «Sei nicht! Lebe nicht! Ich will dich nicht!») bleiben auch alle späteren Beziehungen bedrohlich. In jedem mitmenschlichen Kontakt lauert die frühe Erfahrung der Ablehnung, des Nicht-gewollt- und Nicht-erwünscht-Seins. Infolgedessen ist die Beziehungs- und Bindungsfähigkeit des betroffenen Kindes in den Grundfesten von Vertrauen und Hoffnung existenziell erschüttert und bleibt im Grunde genommen unheilbar für das gesamte weitere Leben. Es ist nur möglich, diese Grundstörung mit ihren Folgen zu erkennen und zu lernen, damit kompetenter umzugehen. Das wirkt sich natürlich auch auf die Sexualität aus. Eine vertrauensvolle Hingabe ist nicht möglich oder muss unbedingt vermieden werden, damit nicht die Kontrolle über die frühe Bedrohung geschwächt wird. Desgleichen bedeuten eine verbindliche Bindung und intime emotionale Nähe beängstigende Beziehungserfahrungen, die die notwendige Abwehr der Frühbedrohung unterlaufen können. Deshalb bleibt der «Borderliner» auf misstrauischer Distanz und lebt seine Sexualität in häufig wechselnden, unverbindlichen Beziehungen aus. One-Night-Stands und Promiskuität sind die geeigneten Beziehungsformen, um die frühe Beziehungsdistanz zu reinszenieren und zugleich das lauernde Bedrohungsgefühl in Schach zu halten. Auch Prostituierte können mit dieser Frühstörung ihr Geschäft gut betreiben – bezie-

128

hungsloser Sex mit Fremden! Dabei gewährt das Kondom nicht nur Infektionsschutz, sondern auch Berührungsschutz. Beziehungsloser Sex ist also keine sündige Abartigkeit, sondern eine Notlösung infolge früher Existenzbedrohung. Sexualität ist und bleibt eine Notwendigkeit; um aber keine zusätzlichen Störungen zu provozieren, muss sie möglichst beziehungsarm gelebt werden. Der Ausgleich wird dann nicht selten in der gesteigerten Häufigkeit sexueller Begegnungen und in besonders intensiven oder «perversen» Praktiken gesucht. Die Sexualität und das Beziehungsgeschehen bleiben dennoch meistens mit Misstrauen, Realitätsverzerrung sowie emotionaler Instabilität belastet. Die Betroffenen sind rasch gekränkt und verletzt. Bemerkungen des Sexualpartners werden oft missverstanden. Misstrauen verzerrt die Wahrnehmung, der «Bedrohte» reagiert mit seinen abgelagerten Erfahrungen und nicht realitätsbezogen. Ein Blick, eine Geste, ein Wort können irrationale Wirkungen auslösen, die für den Beziehungspartner völlig unverständlich bleiben. Ein Frühbedrohter kann urplötzlich panisch oder hassvoll reagieren, auf diese Weise die intime Stimmung zerstören oder mit einer aggressiven Abwehrbewegung ein zärtliches Zusammenkommen unmöglich machen. Das Geschehen bleibt stets unberechenbar, auch widersprüchlich und lässt sich oftmals nur begrenzt aufklären und steuern. Für den Umgang mit einem so schweren Schicksal muss man wissen, dass liebevolle Nähe eine enorme Bedrohung der Abwehr der früh erlebten Ablehnung bedeuten kann und deshalb vermieden oder angesichts zu aufdringlicher Zuwendung unbedingt zerstört werden muss. Deshalb ist der Sex häufig auch nur kurz, heftig, ohne großes Vor- oder gar zärtliches Nachspiel. Die Beziehungslust fällt im Grunde aus, während die Körperlust gebremst und gequält wirkt.

Betroffene, denen trotz alledem eine etwas nähere Beziehung gelingt, müssen darin meistens die Sexualität ausschließen, um nicht zu viel intime Verbundenheit zuzulassen. Es heißt dann etwa: «Wenn ich jemandem näherkomme, ist Sex nicht mehr möglich.» Oder: «... habe ich keine Lust mehr auf Sex.» Oder: «... stirbt die erotische Anziehung.»

2. *Muttermangel* bedeutet in erster Linie Liebesmangel. Die Einstellung der Mutter zum Kind lautet: «Du darfst leben, aber ich habe keine Zeit (Liebe) für dich. Ich bin zu sehr mit mir, meinen Wünschen und Problemen befasst und suche in Berufsarbeit Ablenkung und in Karriere Anerkennung.» Viele Mütter müssen aus finanziellen Gründen arbeiten gehen, das werden Kinder auch einsehen. Später werden sie ihre Mutter, die ja auch Großartiges geleistet hat, mit allen Mitteln verteidigen, doch das ändert leider nichts an der Erfahrung des Muttermangels. Die soziale Realität der Mutter und die Bedürfnislage des Kindes, das bleiben zwei Welten: Der Mangelschmerz lässt sich nicht durch gute Gründe wegdiskutieren.

Aber auch jene Mütter, die aus Sorge um das Wohl des Kindes zu Hause bleiben, um dessen Betreuung selbst zu übernehmen, ersparen ihrem Kind nicht unbedingt die Erfahrung des Muttermangels. Das gilt für den nicht seltenen Fall, dass die Sorge der Mutter mehr der eigenen narzisstischen Bestätigung dient als dem Kind, zu dem Zweck, sich und anderen zu beweisen, was sie doch für eine gute Mutter ist. Nach außen hin kann dies wie optimale mütterliche Betreuung aussehen, aber das Kind, das nur Objekt der mütterlichen Bestätigung und nicht Subjekt der Betreuung ist, empfindet es völlig anders. Nicht, was real getan wird, sondern die innere Einstellung zum Kind ist für dessen Wohl entscheidend. Das Kind wird sich dann in der Tiefe nicht verstanden fühlen und in aller Regel glauben, es sei nicht liebenswert, weil es die Zuwendungsprobleme seiner Mutter natürlich nicht einschätzen oder gar verstehen kann. Die tragische Vorstellung, selbst nicht ausreichend liebenswert zu sein, belastet natürlich auch die spätere Sexualität und partnerschaftliche Beziehungen. Auch beim Sex stellt sich dann das permanente Gefühl ein, nicht attraktiv zu sein, nicht gut genug zu sein, nicht zu genügen. Daraus ergibt sich entweder eine Zurückhaltung hinsichtlich Beziehung und Sexualität, die das Vergnügen verdirbt, oder ein besonderes Bemühen um Anerkennung, das lästig werden kann. Die Folgen des frühen Muttermangels sind Selbstwertstörungen und Selbstunsicherheit. Sie behindern das echte Lusterleben, weil sie zumeist kompensatorisch zur Aufblähung des sexuellen Geschehens (mehr «Gewese» als Lust) und zur egoistischen Ausbeutung der Beziehung führen. Der Narzisst denkt an sich selbst zuerst, der Partner ist Beiwerk; ist er nicht bewundernd zu Diensten, muss er ungerechtfertigterweise als Zielscheibe der Enttäuschungsaggression herhalten, die eigentlich die Mangelmutter hätte treffen müssen, was dem Kind aber nicht möglich war. Die Körperlust wird mitunter hysterisch ausgebaut, die wirkliche Entspannungslust ist durch den unaufgelösten Mangelschmerz stark eingeschränkt, die Beziehungslust bleibt auf Bewunderung und Bestätigung angewiesen. Der Narzisst fragt nicht, ob er «gut» war, er setzt es voraus und ist schwer gekränkt, wenn daran gezweifelt wird.

3. Durch *Muttervergiftung* bleibt ein Mensch auf die anderen fixiert und weiß nicht recht, was er selbst möchte, braucht und ihm guttut. Die mütterliche Einstellung lautet: «Ich will dich, ich habe dich auch gern, aber nur, wenn du meine Erwartungen erfüllst.» So wird das Kind nachhaltig auf die Bedürfnisse der Mutter ausgerichtet und kann seine eigenen Möglichkeiten und Grenzen nicht finden und erkennen. So

erfolgt allmählich eine grundsätzliche Entfremdung, eine Orientierung auf die Bedürfnisse der Mutter, die später als Außenorientierung das weitere Leben bestimmt. Der Betroffene ist gut darin, zu erspüren, was der andere will und braucht, er ist geübt, Erwartungen zu erfüllen und sich auf die Wünsche des Partners einzustellen. Egoistische Bedürfnisse hingegen werden nicht gestillt und in der Tiefe rumoren Unzufriedenheit und Unerfülltheit. Auch in Partnerschaft und Sexualität dominiert das Bedienersyndrom: Die Bedürfnisse und die Lust des Partners stehen im Mittelpunkt. Man passt sich dessen Wünschen an, ordnet sich unter und will ihn befriedigen. Jemanden zu haben, der sich derart intensiv um einen kümmert, kann bei dem Bedienten zu Anfang natürlich ein wunderbares Gefühl sein. Aber es kann auch schnell lästig werden und vor allem langweilig, weil die aus Verschiedenheit, Andersartigkeit und Auseinandersetzung resultierende Spannung fehlt. Die Beziehungslust wird einseitig, der gute Austausch von Geben und Nehmen findet nicht statt. Der Muttervergiftete fragt gern: «War ich gut?» und meint damit, ob er den Partner auch gut genug verwöhnt hat.

4. *Vaterterror* schüchtert ein. Die Eifersucht des Vaters auf das Kind führt zu feindseligen, abwertenden und ablehnenden Reaktionen: «Du störst!» Im Grunde genommen enthüllt das Kind die noch bestehende Mutterbindung des Vaters, der in seiner Frau einen Mutterersatz gesucht hatte, jetzt aber ihre Mütterlichkeit entbehren muss, weil sie sich naturgemäß mehr dem Kind zuwendet. Meistens sind diese Väter nicht bereit, ihre Mutterabhängigkeit wahrzunehmen und aufzugeben, eher erleben sie im Kind einen Konkurrenten, der die bisherige Zweisamkeit der Partnerschaft stört. Auf tragische Weise wird dann das Kind mit den uner-

füllten Bedürfnissen des Vaters belastet, der mit seinem alten Frust jetzt das Kind einschüchtert und in seinem Expansionsdrang hemmt. In Partnerschaften und vor allem in der Sexualität bleiben diese Menschen später eher zurückhaltend und erleben sich als gehemmt. Sie trauen sich nicht viel zu, ergreifen keine Initiative und können vor allem schlecht aus sich herausgehen. Das ist für die sexuelle Lust ein schweres Handikap, denn das Lusterleben benötigt das expansive Loslassen und Strömen, das durch die väterliche Einschüchterung unmöglich geworden ist. Der betroffene Mann hat Schwierigkeiten, einzudringen, kraftvoll zu stoßen, sich wichtig zu nehmen und sich Raum zu verschaffen, zu wünschen, zu fordern und sich loszulassen. Die Frau hat Schwierigkeiten, eigene Bedürfnisse mitzuteilen, aktiv zu werden, gut für sich zu sorgen, aber auch Nein zu sagen und Unangenehmes abzulehnen. Der «Vater» darf nicht erzürnt werden. Die Körperlust bleibt gebremst und eingeschüchtert. Beziehungsdynamisch werden Forderungen, Wünsche und Kritik zurückgehalten, Abgrenzung und Selbstbehauptung angstvoll gemieden.

5. Durch *Vaterflucht*, das Desinteresse des Vaters am Familienleben, wird den Kindern die notwendige Väterlichkeit verweigert. Der Vater begleitet das Kind nicht von der Mutter weg ins autonome Leben. Die väterlichen Aufgaben – zu fordern und zu fördern, Ordnung, Disziplin, Pflichterfüllung und Leistung in einem angemessenen Umfang, der für die reale Lebensgestaltung erforderlich ist, zu lehren und die notwendige Eigenständigkeit und Verantwortlichkeit entwickeln zu helfen – werden ungenügend erfüllt. Bei Vaterflucht bleiben die Kinder naturgemäß muttergebunden und damit als Heranwachsende häufig weich, faul und bequem. Sie wollen sich unendlich versorgen lassen, ohne wesentliche An-

strengungen und Mühen rumhängen und unbegrenzt ihre Zeit, zum Beispiel mit Computerspielen und Internet, ziellos und pflichtfrei im Pseudovergnügen verbringen. In Partnerschaften lassen sie sich ebenso gern versorgen, sind nicht selten ziemlich anspruchsvoll, scheuen Anstrengungen und Verpflichtungen, fangen manches an, bringen aber nichts zu Ende, ihnen fehlen eine klare Alltagsstruktur und Sinnorientierung für das eigene Leben. Etwas schlampig, gammelig, unzuverlässig und lahm, sind sie als Partner meistens eine Belastung und sexuell wenig aktiv, kaum attraktiv und nicht besonders einfallsreich. Erektionsstörungen und Frigidität kommen häufiger vor. Der Sex bleibt lahm, ohne Feuer, ohne Ausstrahlung und größere Erregung, die Beziehungen sind relativ gleichgültig, ohne größere Ambitionen, etwas erreichen oder bewegen zu wollen.

6. Im Fall des *Vatermissbrauchs* wollen sich Väter durch die harten und strengen Anforderungen, die sie an ihre Kinder stellen, «unsterblich» machen. Diese Väter ringen ihren Sprösslingen das Letzte ab. Infolge des hohen Leistungsanspruchs werden Muße, Kontemplation und Beziehungskultur vernachlässigt. Der Karrieremensch, die Machos und Emanzen haben für Beziehungspflege wenig Zeit, sie müssen die «großen Dinge» bewegen, ihre Bedeutung füllt den Terminkalender aus, für Sex dagegen fehlt die Hingabe. Nicht selten nehmen sie bezahlte «Liebe» in Anspruch, das an Biologie Notwendige wird durch flüchtige Bekanntschaften auf Dienstreisen oder Wochenendbeziehungen abgegolten. Die Beziehungen bleiben distanziert, funktional, ohne Herz und Begeisterung. Erfolgsstreben, Karrierewünsche und Machterhalt lassen eine herzliche, zugewandte und empathische Beziehung im Grunde nicht zu. Die Pflege intensiver und intimer Beziehungen wird als Zeitverschwendung erlebt. So

bleibt auch der Sex von rationalen und zeitökonomischen Erwägungen beherrscht.

Die sechs angeführten Väterlichkeits- bzw. Mütterlichkeitsstörungen öffnen uns den Blick für das Zusammenspiel (die funktionelle Einheit) von sexuellen Funktionsstörungen und Beziehungskonflikten. Die aus den erlittenen Frühstörungen auf die Partnerschaft übertragenen Beziehungserwartungen erhalten in der Sexualität eine spezifische Ausdrucksform. Anders gesagt: Aus den individuellen Besonderheiten sexueller Vorlieben und Abneigungen lassen sich Rückschlüsse auf das Beziehungsgeschehen ziehen. Dabei ist zu bedenken, dass sich aktuelle Beziehungskonflikte niemals nur aus den vorgebrachten Gründen und Vorwürfen verstehen lassen, sondern immer auch unbewusste frühe Erfahrungen reaktivieren, die nun in der Gegenwart ausgetragen werden. Deshalb lohnt es sich immer, nach möglichen frühen Zusammenhängen zu forschen. Deren Erkenntnis lässt die heftige Erregung über die aktuellen Konflikte meistens abklingen. In der Regel bedarf die emotionale Verarbeitung früher Verletzungen allerdings der einfühlsamen und schützenden Begleitung.

Lilith-Komplex und Sexualität

Anders als die Geschichte von Adam und Eva ist die von Adam und Lilith in unserer Kultur weitgehend tabuisiert. Laut dieser Schöpfungsgeschichte schuf Gott beide, Mann wie Frau, aus *gleicher* Erde – ein Hinweis auf ihre Gleichrangigkeit. Die Verleugnung des Lilith-Anteils in der Frau kann in vielen Fällen partnerschaftlicher Sexualkonflikte einen hilfreichen Deutungsansatz liefern.

In der Lilith-Geschichte geht es um weibliche sexuelle Aktivität, geile Lust und verführerische Angebote – um Eigenschaften, die von sehr vielen Frauen infolge ihrer Erziehung als «nuttenhaftes» Verhalten abgewertet werden und bei vielen Männern Unsicherheit und Ängste auslösen aus der Furcht heraus, den Ansprüchen der Frau nicht gerecht werden zu können, die Kontrolle und die Macht über sie zu verlieren. Deshalb suchen manche Männer lieber Huren auf, die eine Scheingeilheit verkaufen, welche nicht wirklich bedrohlich werden kann, weil sie nicht echt ist; und die sie bezahlen, weil sie glauben, auf diese Weise Kontrolle und Macht über sie zu behalten.

Adam und Lilith sind ein völlig anderes Paar als Adam und Eva. Adam ist Lilith sexuell nicht gewachsen und Lilith taugt nicht für Mutterschaft und Familienleben. So scheitert ihre Beziehung bezeichnenderweise an einer narzisstisch besetzten Sexualität. Die gleichrangige Lilith will sich sexuell nicht «unterwerfen» lassen, sie will das lustvolle Geschehen selbst aktiv mitbestimmen. Der Konflikt wird symbolisch so gedeutet, dass Lilith sich weigert, nur in der «Missionarsstellung» unter Adam liegen zu sollen; ihr Anspruch auf Gleichberechtigung verlangt nach einer aktiveren Position, zum Beispiel reitend auf Adam zu sitzen. Für Adam ist die sexuelle Aktivität der Lilith bedrohlich. Sie streiten um die sexuelle Position, den Streit verlieren beide. Die Körperlust scheitert am Kampf um die Dominanz. Lilith sieht keine andere Möglichkeit, als sich durch Flucht aus dem Paradies der (sexuellen) Unterwerfung zu entziehen, und Adam bleibt verlassen und partnerlos zurück. Offensichtlich auch in einem jämmerlichen Zustand, so dass Gott sich seiner erbarmt und ihm eine Gefährtin zur Seite stellt, die schon durch ihren Schöpfungsakt (aus einer Rippe Adams) als unbedeutend, untergeordnet, ergeben und passiv charakterisiert ist.

So wird die potenziell lustorientierte Beziehung zwischen Adam und Lilith von Anfang an als unlebbar dargestellt. In der späteren Beziehung zwischen Adam und Eva wird dann mit dem Genuss des Apfels der Verstoß gegen das Verbot der (geschlechtlichen!) Erkenntnis praktisch zur Ursünde erklärt. Was für eine ideologisch-moralische Last für unsere Kultur, dass an ihrem Beginn eine lustvolle Beziehung nicht zustande kommt und die sexuelle Erkenntnis als Verlust der Unschuld, als eine zu bestrafende Entwicklung der partnerschaftlichen Beziehung dargestellt wird, die zur Vertreibung aus dem Paradies in ein sehr mühseliges Leben führt.

Der Mythos um Lilith, Adam und Eva lässt sich als ein symbolisches Abbild der realen Schwierigkeiten verstehen, Sexualität und Beziehung in guter Verbindung zu leben. Sowohl Partnerschaft als auch Sexualität sind zentrale Gestaltungsverpflichtungen des Lebens, die immer auch Mühen, Konflikte und Arbeit bedeuten, die man auf sich nehmen muss, um lustvolle und befriedigende Augenblicke erleben zu können. Dass eine gute (sexuelle) Beziehung nicht selbstverständlich ist und «einfach so» gelingen kann, ist eine wichtige Botschaft, die aber leider nicht dazu führt, dass Sexualität und Beziehungsfähigkeit wirklich gelehrt und gelernt würden. Dass Lilith hingegen aus der biblischen Darstellung weitgehend verdrängt ist – ihr Name wird nur einmal genannt (Jesaja 34,14) – und in unserer christlichen Kultur Adam und Eva als das erste Menschenpaar gelten, ist auch ein symbolisches Abbild der jahrtausendealten Unterdrückung der Frau und einer verlogenen Mutterverehrung, die eine gute Deutungsbasis für viele Sexual- und Partnerschaftskonflikte bietet. Dabei sind die verpönte Körperlust (das Lilith-Tabu!) und die durch narzisstische Machtkonflikte belastete Beziehungslust wichtige Schlüssel zu Erkenntnis der individuellen Probleme. So gesehen kann die jüdisch-christliche Überlieferung wertvolle Hinweise auf reale Verhältnisse geben, als Veranschaulichung von Gegebenheiten, die bedacht und reflektiert werden und zur Auseinandersetzung herausfordern sollten. Eine dogmatische Auslegung hingegen ließe sich zur Begründung einer lustfeindlichen und autoritär-repressiven Beziehungsstruktur missbrauchen.

Unser Kulturbild basiert auf einem Vater-Gott, der als Erstes narzisstisch gestörte Kinder (Adam und Lilith) ins Leben setzt, deren Muttermangel über Machtkämpfe ausgetragen wird und zu einer gescheiterten Beziehung führen muss. Dann folgt mit Eva ein reduziertes Frauenbild, das deutlich macht, dass sich in einer Partnerschaft weder Körperlust noch Beziehungslust entwickeln und längere Zeit halten können. In beiden Episoden bleibt das Mutterbild völlig unklar und vernebelt: Wo etwa ist die Göttin Mutter? Wie lassen sich Lust (Lilith) und Mutterschaft (Eva) verbinden und versöhnen? Wie kann die Frau kinderfeindliche (Lilith) und wie die Mutter lustfeindliche Gefühle (Eva) in ihr Leben integrieren? Wie lassen sich gesellschaftliche Ziele, Beruf und Karriere (Lilith) sowie Kinderbetreuung und Familienleben (Eva) gut zusammenführen?

Mit dem «Lilith-Komplex» – das heißt mit der Verleugnung der Lilith-Anteile in jeder Frau – werden drei wesentliche Merkmale des Weiblichen verbannt oder diskriminiert:

- die selbstverständliche Gleichwertigkeit (nicht Gleichartigkeit!) der Frau gegenüber dem Mann;
- die sexuelle Aktivität und eigenständige Lustfähigkeit der Frau sowie
- kinderfeindliche Aspekte in jeder Frau, die auch als Begrenzung von Mütterlichkeit erlebt werden können.

Über das Thema der Mütterlichkeitsstörungen habe ich in meinem Buch «Der Lilith-Komplex. Die dunklen Seiten der

Mütterlichkeit» ausführlich geschrieben. Hier möchte ich in diesem Zusammenhang kurz auf die verleugnete, angeprangerte und Angst machende sexuelle Aktivität und Lustorientierung der Frau eingehen.

Die «sexuelle Revolution» hat auch 1968 nicht wirklich stattgefunden. Die freizügige Darstellung sexuellen Geschehens, die Entmachtung moralisierender Treueverpflichtung, die Liberalisierung unterschiedlicher sexueller Orientierung, die relative soziale Anerkennung der Prostitution und ein riesiger Markt von Sexspielzeugen, Intimaccessoires und technischen Hilfsmitteln haben nicht wirklich zu mehr Verständnis, Zugänglichkeit und Akzeptanz der Lust geführt. Eher das Gegenteil ist der Fall: Eine äußerliche sexuelle Freizügigkeit und eine innere Lusthemmung führen immer stärker zu einer Krise der Lustfähigkeit, was sich an der Zunahme von Absurditäten und Abnormitäten wie Intimrasur, Intimpiercing und Tattoos ablesen lässt. Die unverstandene innere Not sucht nach äußerer dramatischer Darstellung.

Noch immer aber gibt es keine Lusterziehung und Lustbildung, keine Lustschule für die Heranwachsenden und im Grunde genommen keine wirkliche Lustakzeptanz. Sich über orgastische Potenz oder über das konkrete Lustgeschehen auszutauschen bleibt entweder tabu oder wird zum Gegenstand von Angeberei. Es bleibt ein entscheidender Unterschied, sich Lust lediglich einzubilden und zu demonstrieren oder Lust wirklich zu erleben. Das Erstere braucht die Bühne, das Letztere ist sich selbst Genuss genug.

Luststörungen werden in der Regel als funktionelle Sexualstörungen verstanden, ohne die Ganzheitlichkeit von Körper- und Beziehungslust zu erfassen. In Wahrheit sind Luststörungen aber zumeist Störungen im Denken und in der Beziehung sowie Ausdruck innerseelischer Konflikte. Da können sogenannte Potenzmittel, die schnell und einfach

Abhilfe schaffen sollen, zumeist nicht viel bewirken. Meistens handelt es sich dabei um durchblutungsfördernde Mittel, die Erektion und Schwellung der Genitalien verstärken können. So wird z. B. Viagra als großartige Entdeckung gefeiert und dabei übersehen, dass die Verbesserung der Erektionsfähigkeit noch lange nicht verbesserte Lust bedeutet. Die tradierte Einschätzung, dass der steife Schwanz der Inbegriff männlicher Potenz sei, ist symptomatisch für eine Fehlentwicklung, die «orgastische Potenz» und Potenz in Form von Beziehungsfähigkeit nicht wirklich versteht und respektiert. Genau dieser Widerspruch kann für manchen Mann zum ernsten Problem werden, wenn er funktionell gut zur Penetration ausgestattet ist, aber die Ejakulation nicht gelingt und die Beziehung nicht stimmt. Er «kann» körperlich und bleibt dabei seelisch impotent. Voraussetzung dafür, gut ejakulieren zu können, ist zunächst einmal die Fähigkeit, loslassen zu können, und in der Beziehung dann das gute Gefühl, beim Partner willkommen zu sein. Mancher Mann rackert sich schweißtreibend ab, weil er in der Tiefe spürt, dass seine Partnerin desinteressiert, lustlos oder sogar widerwillig den sexuellen Akt nur erträgt. Ejakulation ohne Zustimmung des anderen bleibt hinsichtlich der Lusterfahrung ein «Rohrkrepierer» bzw. ein «Strafschuss».

Erst recht gleicht kein Orgasmus dem anderen. Ich zähle nur einige mir aus der psychotherapeutischen Praxis bekannte Bewertungen des Orgasmus auf: nicht erlebt, kaum spürbar, lustlos, schmerzhaft, traurig, kurz, lang anhaltend, heftig, stark, schwach, tief reichend, umfassend, oberflächlich, dramatisch, unbedeutend, energielos, befriedigend, erfüllend, hinreißend, enttäuschend. Die Vielzahl der möglichen Beschreibungen weist auf das komplexe Geschehen aus körperlichen, seelischen, beziehungsdynamischen Aspekten hin. Auch die Ejakulationen werden sehr unterschiedlich erlebt – vor allem bezogen auf Lust und Befriedigung. Zugespitzt lässt sich sagen: Es gibt Ejakulationen ohne orgastische Lust und Lust ohne Ejakulationen. «Orgasmus» ist eine spezifische Form der Körperlust und wird meistens auch als ein Höhepunkt erlebt. Aber Körperlust ist noch viel mehr: Das Sehen, Hören, Riechen, Schmecken sowie Berühren eines Körpers kann sensorisch-lustvolle Reize auslösen, die höchsten Genuss versprechen; Sexualität sollte nicht auf «Orgasmus» reduziert werden, sondern sich als ein ganzheitliches körperliches, psychisches und beziehungsdynamisches Geschehen entfalten können. Wer nur orgasmusorientiert kopuliert, für den wird Sex rasch zur unangenehmen Anstrengung und führt bei Misserfolg zur großen Enttäuschung. Bei entwickelter Beziehungskultur hingegen kann man sich sehr wohl darüber verständigen, Zärtlichkeiten auszutauschen und sich auch sexuell zu vereinigen, ohne einen körperlich-orgastischen Abschluss herbeiführen zu wollen. Es gibt viele Situationen, in denen der Weg zum Orgasmus erschwert oder gar unmöglich ist, was aber kein Grund sein muss, auf Sexualität zu verzichten.

Eine große Liebe lässt auch auf der Ebene der geistig-emotionalen Beziehung orgastische Erlebnisse zu, so wie auch jedes andere Bedürfnis eine orgastische Befriedigung erfahren kann, wenn man nur in der Lage ist, sich frei und ungestört der Erfüllung hinzugeben. Hinderlich sind dafür vor allem leibseelische Verspannungen, die auf konfliktträchtige Erfahrungen zurückgehen und die sowohl eine konzentrierte Zuwendung an die Bedürfniserfüllung als auch eine körperlich-muskuläre Hingabe an die Lust unmöglich werden lassen.

Bringt man die Luststörungen in unserer Kultur mit der Tabuisierung des Lilith-Mythos in Verbindung, lassen sich zwei zentrale Affekte psychodynamisch erklären: die Schamangst der Frau, die nicht als «Hure» gelten möchte, und die

Machtangst des Mannes vor einer sexuell aktiven und lust-fähigen Frau. Die Schamangst der Frau verschwindet weder durch die Verweigerung bzw. Abwertung sexueller Praktiken noch durch die Beschuldigung der Männer, die wollten angeblich immer nur «das Eine»; sie lässt sich weder durch besonders aufreizendes und nymphomanisches Sexualisieren noch durch den Gebrauch von Artikeln aus dem Beate-Uhse-Reich abtrainieren. Ebenso die Angst des Mannes vor Macht- und Kontrollverlust: Sie lässt sich weder durch einen großen Penis noch durch sexuelle Gewalt gegen Frauen, weder durch aufgezwungene Praktiken (oder gar Vergewaltigung) noch durch die außergewöhnliche Häufigkeit sexueller Handlungen bewältigen.

Wir müssen Scham und Angst vor der Sexualität, deren Abwertung oder lustlose Hinnahme, aber auch die leistungs- und technikorientierte Sexsucht oder Promiskuität in aller Regel als eine entwicklungspsychologisch bedingte narzisstische Störung begreifen, die sich ausschließlich in Verbindung mit der Persönlichkeitsproblematik verbessern lässt. Das Trio Adam – Lilith – Eva verkörpert im Grunde die drei wesentlichen Merkmale narzisstischer Störungen: der Adam-Macho, der Macht aus Selbstunsicherheit anstrebt, die Lilith-Verführerin, die Liebesunfähigkeit sexualisiert, und die Eva-Mama, die sich über Kinder aufwertet und ihre Eigenständigkeit und Partnerschaft dabei vernachlässigt.

Alle drei Figuren unserer jüdisch-christlichen Überlieferung verkörpern auf diese Weise auch Aspekte der Luststörung: die gestörte Selbstsicherheit, die Liebesunfähigkeit und die fehlende Eigenständigkeit. Diese grundlegenden Strukturstörungen der Persönlichkeitsentwicklung entstehen bei zu früher Trennung des Kindes von der Mutter, bei elterlichem Liebesmangel und bei einer zu großen Fremdbestimmung des Kindes.

Lilith, Eva und Adam stehen darüber hinaus auch für drei grundlegend verschiedene Lustformen:

Der Lilith-affine Orgasmus ist selbstbezogen-narzisstisch. Der Partner wird für die eigene Lust benutzt. Die Körperlust wird betont, Beziehungslust vermieden. Der Orgasmus muss schnell *gemacht* werden, ist stärker klitorisbezogen bzw. auf schnelles Abspritzen orientiert, um sich alsbald wieder vom Partner entfernen zu können (sich abwenden, aufspringen, duschen oder rauchen). Gefragt ist geile Lust und nicht zärtliche Nähe. Mit Vorliebe werden Tabus und Verbote verletzt: Sex an ungewöhnlichen Orten, in bizarren Konstellationen, in häufig wechselnden Beziehungen, mit Unbekannten, als Spontanfick oder auch in Gruppen.

Der Eva-affine Orgasmus ist beziehungsorientiert, seine Domäne sind zärtliche und verschmelzende Berührungen. Die Lust wird nicht gemacht, sondern soll *geschehen* und ist stärker vaginalbezogen bzw. auf langes Verweilen aus. Die zärtliche Zuwendung des Partners wird ihm mit liebevoller Bestätigung gedankt. Die Lust ist von Sehnsucht getragen, mit der Gefahr allerdings, die Beziehung zu ersticken. Bedürftigkeit und Abhängigkeit können dazu führen, dass man sich aneinanderklammert, statt die Körperlust zu steigern und dann auch zu einem befriedigenden Abschluss zu bringen. Nach dem Höhepunkt wird auf ein nachhaltiges, liebevolles Beieinanderliegen Wert gelegt. Beziehungsabhängigkeit lässt die Körperlust erlahmen.

Der Adam-affine Orgasmus ist machohaft dominant oder von Selbstunsicherheit geprägt. Alles dreht sich um Macht und Herrschen oder um Unterwerfung und Bedienen. Der dominante Adam benutzt die Sexualität, um sich stark zu fühlen. Es geht ihm um Macht und Kontrolle. Er sucht die devote Sklavin, die ihn herrschen und bestimmen lässt. Zusammen mit dem Sex werden Spannungen, Ärger, Unmut bzw. Kränkungen abgeführt, gewissermaßen weggebumst. Kein Wunder also, dass sich die betroffene Frau benutzt, abgewertet oder entehrt fühlt, Widerwillen gegen Sex oder auch psychosomatisch begründete Unterleibsbeschwerden entwickelt. Diese Adam-Seite der Sexualität findet sich auch bei Frauen, sofern sie mit Sex Macht ausüben, sich verweigern oder Sex großzügig gewähren bzw. mit Forderungen verbinden.

Der andere «Adam», der seine Selbstunsicherheit nicht kompensiert, sondern kultiviert, ist der Versteher und Bediener; er benutzt den Sex, um sich Anerkennung zu «verdienen». Er bemüht sich, hilft der Partnerin, wo immer es geht, und denkt an sich selbst zuletzt. Nicht selten wird er dabei «schlaff», ohne zu verstehen, dass ihm sein Penis eine Botschaft sendet: von der unerfüllbaren Hoffnung abzulassen, durch sexuelle Dienste doch noch die Liebe zu bekommen, die ihm in seiner Entwicklung verweigert wurde. Auch Frauen können dieser Adam-Variante folgen, wenn sie ihre Lust aus Unterwerfung und Bedienen des Mannes gewinnen, im gleichen Irrtum befangen, dadurch endlich Zuwendung und Anerkennung zu erfahren.

In Lilith, Eva und Adam verkörpern sich jeweils Teilaspekte narzisstischer Störungen, deren Integration den «ganzen Menschen» ausmacht: nicht Dominanz *oder* Anpassung, sondern Dominanz *und* Anpassung, nicht geile Lust *oder* Liebe, sondern Geilheit *und* Liebe, verbunden mit der Fähigkeit der richtigen Dosierung, je nach Situation und Kontext.

Da die Eltern wesentliche Verantwortung für die Qualität der ersten Beziehungserfahrungen des Kindes tragen, tragen sie auch die Schuld an Fehlentwicklungen ihrer Kinder. Freilich gibt es viele Gründe dafür, dass Eltern ihre Funktion nicht ausreichend gut erfüllen (können), dafür brauchen sie

Verständnis, auf jeden Fall soziale Unterstützung und gegebenenfalls auch Vergebung. Das ändert dennoch nichts an den von ihnen schuldhaft verursachten Entwicklungsstörungen ihrer Kinder. Die Not der Kinder wird nicht durch die Einsicht in die Not der Eltern gelindert, eher noch vermehrt, da durch Verstehen häufig berechtigte Empörung und vorhandener Schmerz überdeckt werden.

Die besondere Verantwortung der Eltern gegenüber ihren Kindern hat mich auf Distanz zu einem zentralen Theorem der klassischen Psychoanalyse gehen lassen: Ich meine den Ödipuskomplex. Der «Ödipuskomplex» lässt sich im Grunde als eine «geniale» Fehlinterpretation des Ödipusmythos durch Freud verstehen. «Genial», weil es ein Mythos ist, der die Verschuldung der Eltern an ihrem Kind erzählt, und «Fehlinterpretation», weil sich keine «normale» Sexualentwicklung des Kindes daraus ableiten lässt, dass der Sohn aus libidinösen Gründen seine Mutter begehren und den Vater beseitigen möchte.

Den Inhalt des Mythos interpretiere ich heute als eine symbolische Darstellung der Folgen von «Frühstörungen» – wenn Eltern ihr Kind nicht annehmen, es ablehnen und am liebsten sogar töten wollen (das Lilith-Thema!). Ödipus muss in der Folge der Tötungsdrohung durch seine Eltern eine Borderline-Störung entwickeln, deren charakteristische Symptomatik an mehreren Stellen der antiken Legende zum Ausdruck gebracht wird:

- Ödipus zeigt impulsive Gewalt: Als sein Vater, den er nicht kennt, in seinem Wagen daherkommt und von Ödipus fordert, er solle ihm aus dem Weg gehen (ein klassisches Symptom von «Vaterterror»), verhandelt der Sohn nicht, sondern schlägt zu, was zum Tod des Vaters führt. Das ist ein Machtkampf narzisstischer Prägung und keine Tötung aus libidinöser Eifersucht!

145

- Ödipus agiert seine frühe Bedrohung aus, er riskiert ein lebensgefährliches «Spiel» mit der Sphinx angesichts der Drohung, getötet zu werden, wenn er nicht imstande sein sollte, das aufgegebene Rätsel zu lösen.
- Ödipus gerät in eine pervertierte Inzestbeziehung zu seiner Mutter, die er nicht kennt. Nur die Mutter hätte ihn an seinen Schwellfüßen erkennen und die verbotene Beziehung verhindern können.
- Ödipus verletzt sich schließlich selbst, indem er sich die Augen aussticht, um die schreckliche Wahrheit seines Schicksals nicht mehr wahrnehmen zu müssen.

Die angeführten Aspekte enthalten wesentliche Symptome der Borderline-Störung: Impulsdurchbruch, Gewalt, lebensgefährliches Agieren, Selbstverletzung, eine mit Fluch belastete Partnerschaft, die keinen Frieden finden kann, und eine Objektabhängigkeit durch die im Zuge der Blendung entstehende Hilflosigkeit. Ödipus verhält sich wie ein Borderline-Mann, der sich von solchen Frauen angezogen fühlt, die der «bösen Mutter» gleichen, mit der man garantiert nicht glücklich werden kann.

Wenn hingegen traditionelle Psychoanalytiker vom «Ödipuskomplex» sprechen und damit die sexuelle Entwicklung des Kindes meinen, bei der die Liebe zum gegengeschlechtlichen und der Hass auf den gleichgeschlechtlichen Elternteil in der Entwicklung überwunden und integriert werden sollen, ist meiner Erfahrung nach etwas ganz anderes angesprochen, nämlich schwerwiegender elterlicher Missbrauch des Kindes:

- die Sexualisierung der Beziehung des gegengeschlechtlichen Elternteils zum eigenen Kind,
- der Machtkampf des gleichgeschlechtlichen Elternteils gegen das eigene Kind,

- die mögliche Sexualisierung der kindlichen Liebessehnsucht, die von den Eltern nicht erfüllt worden ist.

Vor allem der Liebesmangel der Eltern führt zu Fehlentwicklungen und Beziehungsstörungen, die oftmals durch sexualisierte Verhältnisse geleugnet und kompensiert werden. Er erklärt auch den sexuellen Missbrauch eines Kindes, der häufig über Jahre stattfinden kann, ohne dass angeblich etwas bemerkt oder dem Kind, wenn es sich anvertraut, Glauben geschenkt wird. So manches Kind hält nicht zuletzt deshalb still, weil es immer noch hofft, durch die sexuell pervertierte Zuwendung doch noch die so nötige Liebe und Bestätigung erfahren zu können.

Die Figur der «Lilith» wurde von den Feministinnen zu einem Idol der sexuellen «Befreiung» stilisiert, ohne dabei ihre Mütterlichkeitsstörungen und ihre narzisstische Partnerschaftsunfähigkeit mit zu berücksichtigen. Mein Vorschlag hingegen lautet, «Lilith» in unser gesellschaftliches und geschlechtliches Leben zu integrieren; wir würden dann unsere narzisstische Verletzung annehmen und müssten sie nicht mehr sexualisierend, ideologisch und kinderfeindlich abwehren. Mit Lilith käme die erotische Kraft zurück, die Frau und Mann durch Lustgewinn aus ihren Machtkämpfen befreien könnte. Zugleich müsste die prinzipielle Begrenzung der Mütterlichkeit nicht mehr geleugnet werden. Mutter ist keine Heilige, Mütter verdienen keinen besonderen Dank. Frau und Mann verfolgen mit Mutterschaft und Vaterschaft eine vorgegebene Bestimmung, die sie annehmen und nach ihren Möglichkeiten erfüllen oder auch ablehnen können. Das Für und Wider der Elternschaft sollte nicht bewertet, sondern im Einzelfall analysiert und verstanden werden. Bei der Entscheidung für Kinder brauchen Eltern optimale soziale Unterstützung und materielle Hilfe. Kinderbetreuung ist immer eine Verpflichtung, die in jeder Hinsicht Verständnis und Unterstützung braucht und deren Qualität ein verlässlicher Indikator für gesellschaftlich-kulturelle Reife ist. Wenn Eltern Dank erwarten, verraten sie etwas von ihrem Lilith-Komplex – von ihrer verborgenen Kinderfeindlichkeit.

Wir entfernen uns auf verhängnisvolle Weise von unserer Natur, wenn wir Mann und Frau, Mütterlichkeit und Väterlichkeit, Partnerschaft und Selbstständigkeit, Autonomie und Abhängigkeit in Konkurrenz zueinander sehen und für unsere Kinder nicht mehr genügend Liebe aufbringen können.

Lilith ist kein Dämon, sondern lediglich der leider dämonisierte Anteil des Weiblichen. Als «Hure» hat Lilith eine große soziale Funktion, Gewalt, Krankheit und Kriegslust zu verringern, als Partnerin und Mutter ist sie hingegen eine Frühstörungspatientin, die dringend therapeutische Hilfe braucht.

Die Not mit der Sexualität

Nach meiner Erfahrung gibt es drei große Gruppen von Menschen, die mit ihrer Sexualität häufig in Not sind:
- die Jugendlichen
- die Alleinstehenden
- die Partner in einer Beziehung, wenn keine Verständigung mehr gelingt.

1. Die sexuelle Not der Jugendlichen

Die Konfliktlage der Jugendlichen entsteht aus dem Missverhältnis zwischen körperlich sexueller Reife einerseits sowie sozialer Unreife und sexueller Unerfahrenheit andererseits. Der Körper drängt nach sexuellen Erfahrungen, aber die sozialen Voraussetzungen dazu sind häufig noch nicht gegeben. Es fehlt meistens an elterlicher Zustimmung und geeigneter Beratung, an entsprechend geschützten Zeiten und Räumen; auch das Verantwortungsbewusstsein ist in der Regel noch wenig entwickelt. Eine allgemeine «Aufklärung» hat durch die Medien sowie coole Sprüche und Witzeleien ausgiebig stattgefunden, aber mangels ungenügender Begleitung durch sexerfahrene Erwachsene fehlt es an Bewertung und Orientierung. So entsteht eine große Diskrepanz zwischen vermeintlichem Wissen und realen Erfahrungen.

Vor allem fehlt den Jugendlichen eine Kultur des ehrlichen Austauschs oder Ausprobierens und Übens. So finden die meisten Erfahrungen lange Zeit im Verborgenen statt, bleiben unreflektiert und unberaten und lassen häufig falsche Vorstellungen oder gar Ängste wuchern. Eltern und andere Betreuungsverpflichtete sollten klare Angebote dahingehend machen, dass über sexuelle Angelegenheiten ohne Vorwürfe und moralische Einschüchterungen geredet werden kann. Unbedingt muss eine kompetente Aufklärung über Infektionsschutz und Schwangerschaftsverhütung vermittelt werden. Es kann eine sehr verständnisvolle Geste sein, wenn Eltern das erste Kondom (eher zu früh als zu spät) überreichen und den praktischen Gebrauch ohne große Umstände erklären. Es ist immer überraschend, wie stark ein angeberischer Umgang mit dem vermeintlichen Wissen und konkrete Praxis auseinanderklaffen. Die coolen Sprüche verdecken oft nur eine tiefe Unsicherheit. Natürlich sollten sich Eltern auch Gedanken darüber machen, wo und wie Sexualität bei den Heranwachsenden stattfinden kann, und dazu Gespräche anbieten. Im Idealfall finden die Jugendlichen selbst Gelegenheit dazu, ihre Erfahrungen auszutauschen, Probleme und Konflikte zu diskutieren und Fragen zu stellen. Und wenn es aus bestimmten Gründen nicht mit den Eltern geht, finden sich eventuell Lehrer, Erzieher, Psychotherapeuten oder erfahrene Erwachsene zu einer «neutralen» Beratung bereit. Durch eine hilfreiche Unterstützung in allen sexuellen Fragen und Bedürfnissen lassen sich viele «Pubertätskonflikte» wie Schulschwierigkeiten, Verhaltensauffälligkeiten, Suchtgefahren und das gewalttätige Ausagieren von Problemen mit Sicherheit abmildern oder sogar lösen.

Junge Menschen müssen oft mehrere Jahre lang Zärtlichkeiten und Körperkontakt entbehren. Das Kuscheln und Kosen mit den Eltern geht unwiderruflich zu Ende. Eltern sollten ihre Kinder niemals für eigene Zärtlichkeits- und Nähebedürfnisse missbrauchen; vielmehr ist es ihre Aufgabe, durch entsprechende Zurückhaltung mit Beginn der Pubertät den Prozess der Ablösung zu unterstützen. Für die Heranwachsenden beginnt ein neues «Zeitalter», das im Wesentlichen von eigenen Erfahrungen geprägt ist. Aber gerade hinsichtlich des Körperkontaktes und zärtlicher Berührungen entsteht ein Vakuum – mit den Eltern geht es nicht mehr, und für eine körperliche Beziehung zu etwa Gleichaltrigen fehlt es noch an Möglichkeiten, Erlaubnis, Mut und Erfahrung. Nicht selten vermischt sich in dieser Phase der reale Mangel an körperlichen Kontakten mit einem in der Kindheit erlittenen Liebes- und Berührungsmangel und steigert die Erwartungen an die Sexualität ins Unermessliche mit einer Hoffnung auf Erlösung, was über kurz oder lang natürlich zu empfindlicher Enttäuschung führen muss. Die «Verliebtheit» und «liebestolle» Schwärmerei haben ihre Quellen im frühen Muttermangel, angeheizt durch sexuellen Triebdruck und reale körperliche Entbehrungen.

Zur Linderung der sexuellen Not der Jugendlichen können beitragen:

- schuld- und schamfreie Masturbation;
- ehrliche Gespräche unter Jugendlichen, idealerweise begleitet von einem wohlwollenden, verständnisvollen Erwachsenen;
- Gespräche mit den Eltern, die die Eltern initiieren können und auch die Jugendlichen selbst mit ihren Fragen und berechtigten Erwartungen an Verständnis und Unterstützung einfordern sollten;
- Sexualkunde in Schulen oder durch entsprechende Institutionen, die sich nicht auf die «Aufklärung» über die Fortpflanzungsfunktion beschränkt, sondern Gefühlskunde, Beziehungskultur, Lustschule und Konfliktbewältigung mit einschließt.

Jugendliche brauchen diese Unterstützung. Einerseits sind sie schon erwachsen und andererseits noch Kinder – in dieser schwierigen Entwicklungsphase benötigen sie konkrete Hilfen, um ihre Beziehungsfähigkeit und Sexualität gut entfalten zu können. Wo immer dies gelingt, bedeutet es einen spürbaren Fortschritt in der gesellschaftlichen Entwicklung.

2. Die sexuelle Not der Alleinstehenden

Allein zu leben kann eine umfassende Not bedeuten, wenn Hemmung, Unsicherheit, Angst, aber auch Krankheit, Behinderung und Alter ein partnerschaftliches Zusammenleben erschweren oder gar unmöglich werden lassen. Allein lebt mancher aber auch nach schlechten Erfahrungen und belastenden Konflikten. Darüber hinaus gibt es auch Singles, die sich wohler fühlen, allein zu leben, als sich, wie in Beziehungen nötig, permanent abstimmen zu müssen. Natürlich ist die Qualität einer möglichen Partnerschaft oder Wohngemeinschaft entscheidend: Wenn es viel Ärger, Auseinandersetzungen, Einschränkungen und belastende Rück-

sichtsnahmen gibt, wenn man sich Bedrohungen, Kränkungen, Grenzverletzungen, Gewalt und lästigen Zudring-
lichkeiten, Kontrollen und Abwertungen ausgeliefert erlebt,
dann wird Alleinleben nahezu ein Vergnügen: entspannt,
selbstbestimmt und frei. Mit dem erleichternden Wegfall
fremder Belästigungen bleiben aber auch die hilfreichen und
vergnüglichen Möglichkeiten des Zusammenlebens unerfüllt. So weisen die Statistiken auch darauf hin, dass das
Single-Dasein mit einer erhöhten Erkrankungs- und Sterbe-
rate korreliert. Die sprichwörtlichen Aussagen, dass geteiltes
Leid halbes Leid sei und gemeinsame Lust doppelte Lust bedeuten kann, transportieren Erfahrungen und Wahrheiten,
die aus entwickelter Beziehungskultur erwachsen. Gar nicht
so selten werden Beziehungen, wie schon häufiger gesagt,
aber auch dazu benutzt, tiefe innere Not am Beziehungspartner abzureagieren.

Sexualität beschränkt sich für den Alleinlebenden auf
Selbstbefriedigung, kurze sexuelle Begegnungen und – wer
es sich leisten kann – auf käufliche «Liebe». Dabei kommt
die Beziehungslust regelmäßig zu kurz oder findet gar nicht
mehr statt. Der Mangel an Körperkontakt und zärtlichen
Berührungen, der Verlust an emotionalem Austausch und
Verbundenheit, der Wegfall arbeitsteiliger Gemeinschaft
und eines alltäglichen entlastenden Austauschs beschweren
das Single-Dasein und erhöhen das Risiko eines stressreichen Lebens aus Überforderung, Einsamkeit und energe-
tischem Stau.

Für die individuellen Gründe, ein Zusammenleben zu
scheuen, ist jeder davon Betroffene selbst verantwortlich
und sollte sich Beratung und gegebenenfalls therapeutische
Hilfe organisieren. Für die sozialen Gründe verhinderten ge-
meinschaftlichen Lebens ist hingegen die Gesellschaft verantwortlich. Wenn alte, kranke oder behinderte Menschen

vereinsamen, ist das ein Armutszeugnis der Sozialpolitik und entspricht den verheerenden Auswirkungen eines «Muttermangels» im kollektiven Sinne. Alleinstehende in Kontaktnot bedürfen liebevoller und einfühlsamer Beziehungsangebote. Dabei spielen natürlich auch Körperkontakte und Sexualität eine wichtige Rolle. Als ich davon hörte, dass in den Niederlanden Prostituierte auch für Dienste in Alters- und Pflegeheimen zur Verfügung stehen, wurde mir bewusst, wie weit entfernt wir in Deutschland noch von einer humanen Sexualität sind. Entsprechende Dienstleistungen sollten eigentlich selbstverständlich sein. Durch die heilsame Wirkung von Beziehung und Sexualität ließen sich sogar Kosten einsparen, die ansonsten für Pflege und Medikamente aufgewendet werden müssen. Wenn aber selbst auf der Hand liegende ökonomische Vorteile nicht ausreichen, ein besseres Verständnis und eine tolerantere Einstellung zu fördern, muss man für die ablehnende Haltung gegenüber einer solchen Liberalisierung des Lusterlebens wohl die nach wie vor grassierende Lustfeindlichkeit verantwortlich machen. An Erleichterungen und gute Voraussetzungen für das Lusterleben anderer denkt zuletzt, wer damit selbst seine Schwierigkeiten hat.

Die notwendigen sozialen Hilfen sind vergleichbar mit den Unterstützungen, die Jugendliche brauchen: vor allem Verständnis sowie Raum und Zeit für zärtliche, erotische und sexuelle Kontakte. Konkret könnte das etwa zu einem «Pflegeberuf für zärtliche und sexuelle Dienste» führen.

3. Die sexuelle Not in Partnerschaften

Meiner Einschätzung nach handelt es sich dabei um die größte Gruppe mit sexuellen Problemen. Die Gründe dafür sind vielfältig: Störungen der Körperlust und der Beziehungslust verstärken sich wechselseitig. Unterschiedliche sexuelle Interessen und Bedürfnisse, über die nicht gesprochen wird, chronifizierte Beziehungskonflikte, die nicht verstanden und nicht gelöst werden, Alltagsstress und reale Lebensbelastungen, die den Freiraum für Freizeit und Intimität einengen, belasten das sexuelle Zusammenleben.

Jeder Betroffene sollte sich in der Pflicht sehen, sein Problem zu fokussieren, etwa nach dem «Strickmuster»:

«Ich habe keine Lust, weil ...» oder:

«Ich will jetzt Sex, weil ...»

Die jeweiligen Begründungen sollten nicht die Form von «..., weil du ...» haben, also zu keinem Vorwurf, keinen Erwartungen und keinen Schuldzuweisungen an den Partner führen, sondern die eigene Problematik erfassen.

Beispiele:
Ich habe keine Lust, weil ich
- zu müde bin.
- Sorgen, Ärger habe.
- mich nicht gut behandelt fühle.
- mich bedrängt fühle.
- Kränkung befürchte.
- dich bestrafen will.
- Versagen fürchte (z. B. vorzeitiger Samenerguss, kein Orgasmus u. a.).
- dich nicht mehr liebe.
- enttäuscht von dir bin.
- mich als nicht wirklich gemeint erlebe.
Und, und, und ...

Ich will jetzt Sex, weil ich
- Druck habe.
- mich entspannen möchte.

- mich abreagieren muss.
- bedürftig bin.
- dich bestrafen will.
- Macht und Kontrolle über dich brauche.
- mich beweisen muss.
- das für mein Selbstbewusstsein brauche.
- Zuwendung und Zärtlichkeit suche.
- wissen will, ob du mich noch magst.
- bestätigt haben will, dass ich von dir abgelehnt werde.

Und, und, und ...

Mit solchen «Ich ..., weil ...»-Aussagen, die in der Psychotherapie Fokalsätze genannt werden, weil sie den Fokus eines
Problems schnell und präzise bestimmen, übernimmt der
Agierende Verantwortung für seine Einstellung oder sein
Handeln und schafft damit erste Voraussetzungen für Verständnis, Verhandeln und Kompromisse. Oder es werden in
den Aussagen aufgestaute und hintergründige Konflikte erkennbar, die sich im sexuellen Agieren nur symptomatisch
abbilden, aber als Lebens- oder Beziehungskonflikte zu verstehen und zu lösen sind.

Wenn Sex zur Qual wird, verhindert ein unerkanntes Leiden befreiende Lust oder Befreiung durch Lust! Dann hilft
nur eins: die «Qual» zu identifizieren, zu verstehen und so
gut wie möglich zu vermindern, um wenigstens wieder etwas
sexuelles Vergnügen zu finden, das der Qual standhält.

Die sexuellen Bedürfnisse von zwei Menschen unterscheiden sich stets hinsichtlich Motivation, Häufigkeit, Art und
Weise des praktischen Vollzuges. Diese völlig normale Verschiedenheit ist nahezu eine Einladung, alle möglichen inneren Spannungen und Unzufriedenheiten daran festzuma-
chen und dabei das Menschenrecht auf sexuelle Aktivität
und Selbstbestimmung des eigenen Sexualverhaltens aus-

schließlich für sich selbst in Anspruch zu nehmen. Im Streitfall sind gewöhnlich beide Partner im Recht; allerdings ahnen sie meistens nicht, dass ihre Argumente pro oder contra Sex lediglich Symptome sehr viel tieferer, grundsätzlicherer Konflikte sind oder ihnen auch gänzlich andere Motive zugrunde liegen können, die mit Sex wenig zu tun haben müssen. Sex bietet sich als Vorwand für die Austragung tieferer Konflikte besonders an, weil er so nah, so intim, so körperlich und so emotional vollzogen werden muss, dass es leicht zu Irritationen kommt. Auf diese Weise wird aber auch eine wesentliche Grundlage guter Partnerschaft belastet und zerstört – was ich für eine besondere Tragik halte, weil dadurch das therapeutische Potenzial guter Sexualität verloren geht.

So wird jeder Mensch entscheiden müssen, ob er aus Gründen seelischer Verletzungen und sozialer Belastungen den Willen zur Lust opfert oder ob er mit dem Willen zur Lust auch seinen seelischen Verletzungen und sozialen Belastungen hilfreich begegnen will. Der Wille zur Lust fördert die Verminderung innerseelischer und beziehungsdynamischer Konfliktspannung und verminderte Konfliktspannung befördert die Lustchancen. Der Wille zur Lust in einer befriedigenden Beziehung ist gerade kein Rückzug ins nur Private oder Unpolitische, sondern die beste Voraussetzung dafür, sich aktiv und realitätsgerecht, auch politisch und gesellschaftlich, engagieren zu können

Die sexuelle Not in Partnerschaften lässt sich lindern, wenn folgende Schritte bedacht werden:
• der Wille zur Lust als Voraussetzung;
• die Wahrnehmung, Reflexion und Kommunikation der eigenen sexuellen Bedürfnisse und ihrer Behinderungen;
• die Akzeptanz von Verschiedenheit und das Interesse an ihren Hintergründen;

- das Verhandeln und Abstimmen der vorliegenden Bedürfnisse;
- die Verantwortungsübernahme für vorhandene Behinderungen;
- die zu übende sexuelle Praxis, verbunden mit nachfolgender Reflexion und Kommunikation des Erlebten und des Geschehens.

Wer mit einem dieser Schritte unüberwindbare Schwierigkeiten hat, braucht Beratung und Psychotherapie.

Prostitution im Spiegel von Sex und Beziehung

Sexualität ist die Grundlage unseres Lebens. Bezogen auf die Fortpflanzungsfunktion wird wohl kaum jemand dieser Aussage widersprechen.

Verstehen wir Sexualität aber auch als eine wichtige Funktion der Salutogenese und der Beziehungskultur, gehen die Meinungen weit auseinander. Infolge repressiver Erziehung und moralischer Einschüchterung bis hin zur Ächtung sexuellen Lebens bestehen auch heute noch Tabus, Hemmungen, Heimlichkeiten, Schuld- und Schamkomplexe. Das ist immer ein guter Nährboden für vielfältige psychosoziale Konflikte und damit auch für körperliche Beschwerden und Symptome. Natürliches kann und muss kultiviert werden, wird es aber moralisierend unterdrückt und verzerrt, sucht es sich sein Recht auf Abwegen! Sexuelle Funktionsstörungen, Perversionen, kriminelles Handeln und eine große Zahl von Beziehungskonflikten haben ihre Ursache in einer jahrhundertealten sexualfeindlichen und bigotten kulturellen Fehlentwicklung, deren Folgen noch weiterwirken. Luststörungen sind mit Sicherheit eine wesentliche Quelle pathologischen Verhaltens. Sexualität ist immer mit dem Risiko verbunden, dass die dadurch hergestellte körperliche und seelische Nähe unerfüllte Sehnsüchte und Bedürfnisse nach liebevoller Zuwendung und Zärtlichkeit provoziert. Lust und Liebe werden dann zur Gefahr, schmerzliche und bedrohliche Erfahrungen zu reaktivieren. Um das zu verhindern, wird an einer lust- und sexualfeindlichen Erziehung und Moral festgehalten.

Bei aller Vielfalt und Aufgeklärtheit in sexuellen Angelegenheiten ist unser Verständnis für «orgastische Potenz» kaum entwickelt. Das lässt sich in vielen Einzelfällen immer wieder belegen. In aller Regel wird die eigene Behinderung oder Störung in Sachen lustvoller Entspannung mit rationalen, intellektuellen oder moralischen Gründen abgewehrt, um sich unangenehme Erkenntnisse und schmerzliche Einsichten zu ersparen. Wie wir gesehen haben, sind Hingabestörungen häufig Folge entwicklungspsychologisch früher Beziehungsdefizite und psychosozialer Verletzungen, die verborgen bleiben sollen.

Eine sexualfeindliche Einstellung kann aber genauso aus den zugrunde liegenden sexualökonomischen Verhältnissen resultieren, die Zugang, Raum, Zeit und Gelegenheit für sexuelle Kontakte ungerecht verteilen. Die dabei Benachteiligten werden das für sie Unerreichbare einerseits häufig diffamieren, andererseits sind sie aber auch anfällig für triebhafte «Durchbrüche», die leicht perverse oder kriminelle Formen annehmen. Bei einem Verzicht auf Sexualität oder der Behinderung des Zugangs zu sexuellen Aktivitäten wird in den allermeisten Fällen mit körperlich und seelisch pathogenen sowie sozial destruktiven Wirkungen zu rechnen sein. Auch die Prostitution hat im Mangel sexueller Kontaktmöglichkeiten ihre unversiegbare Quelle. So wird sich eine Gesellschaft immer entscheiden müssen, ob sie Prostitution im Dienste sexualökonomischer Regulierung legalisiert, würdigt und sozial regelt oder nicht. Bleibt Prostitution geächtet und in eine gesellschaftliche Grauzone verbannt, belastet das die hilfreiche Funktion sexueller Dienstleistungen mit der Folge, dass kriminelle Formen nahezu gezüchtet werden.

Ich halte eine legal geregelte und hygienisch kontrollierte Prostitution für eine höchst ehrenwerte Dienstleistung. Es gibt eine große Zahl von Menschen, für die käufliche Sexualität die einzige Möglichkeit zur beziehungsgetragenen Triebregulation ist: alleinstehende, behinderte, kranke und alte Männer und Frauen, gehemmte und beziehungsgestörte Menschen, Partner in Beziehungen, in denen Sexualität nicht mehr möglich ist oder nicht mehr gewollt wird, triebstarke Menschen, die ihren Sexualtrieb in einer Partnerschaft nicht ausreichend abführen können – sie alle brauchen einen akzeptablen Zugang zu sexuellen Möglichkeiten, der soziale Kontakte einschließt.

Die Palette der Motive, sich für kurze Zeit eine körperlich-intime Beziehung zu kaufen, ist groß: sexuelle Abreaktion zu ermöglichen, zärtlichen Körperkontakt zu bekommen, Phantasien auszuleben, einen Zuhörer zu finden, bestätigt zu werden, besondere oder tabuisierte Bedürfnisse zu befriedigen und vieles andere mehr. In dieser Hinsicht ähnelt das Liebesgewerbe durchaus der Psychotherapie. Psychotherapeuten verkaufen auch Beziehung – zuhören, sich einfühlen, verstehen wollen, bestätigen, unterstützen – gegen Geld. Und sie wissen auch um die schützende Funktion des Geldes; es bewirkt, dass die angebotene Beziehung bei aller einfühlsamen Nähe doch nicht in zu starkem Maße persönliche Züge annimmt. Abgesehen davon, dass die Therapeuten dies nicht lange aushalten würden, wäre es für den Patienten nur eine erneute traumatisierende Enttäuschung, wenn die aktivierte Beziehungssehnsucht dann doch nicht erfüllt wird. So bleibt es psychotherapeutisch immer eine zentrale und sehr schwierige Aufgabe, zwar eine hilfreiche Beziehung zu ermöglichen, zugleich aber darauf hinzuwirken, das dabei zutage tretende Beziehungsdefizit emotional zu verarbeiten, statt es auffüllen zu wollen.

Auch die käufliche Liebe bietet in einem seriösen Bordell oder Klub einen liebevollen und einfühlsamen Service, wobei aber Geld, Zeit und Kondom den Kontakt begrenzen. Auf diese Weise werden reale Bedürfnisse gestillt, und es besteht die Gelegenheit, Phantasien auszugestalten; gleichzeitig bleibt aber die Begrenzung in Kraft. Dadurch lässt sich auch ein heilsames Realitätsprinzip einüben, derart, dass man als Erwachsener nichts mehr geschenkt bekommt: Alles ist immer schon «bezahlt» oder muss bezahlt werden. Wohl lassen sich unerfüllte kindliche Bedürfnisse beleben und hier und jetzt auch ein wenig stillen; doch zu meinen, dass dadurch doch noch alles gut werden könnte, ist eine gefährliche Illusion. Selbst wenn in der Gegenwart ein in etwa gleichartiges Bedürfnis ein wenig befriedigt wird, werden dadurch frühe Mangelerfahrungen nicht einfach beseitigt. Und lässt man den Enttäuschungsschmerz darüber nicht ebenfalls zu, wächst die Gefahr, dass sich aus der kleinen Befriedigung ein Suchtverhalten entwickelt. So gibt es auch eine Sexsucht, übrigens ebenfalls eine Therapiesucht. Zur «Droge» kann alles werden, das ein wenig Befriedigung, Entspannung und Stimmungsverbesserung ermöglicht, wenn mit dem situativen Rausch nicht auch der «Katzenjammer» akzeptiert wird. Nur das schmerzliche Mangelgefühl erdet und verhindert eine süchtige Steigerung von Bedürfnissen.

Prostitution bedarf sozialer Anerkennung, juristischer Legitimation und einer seriös organisierten Praxis, die das Gewerbe vor kriminellem Missbrauch schützt. Darüber hinaus wäre es sehr wünschenswert, eine Ausbildung für die Sexanbieter zu etablieren. Die zu verkaufenden Leistungen sind so vielseitig und anspruchsvoll, vor allem hinsichtlich der Beziehungskultur und der Kommunikationskunst, dass sie häufig eher ungeschickt abgewickelt werden, was nicht nur das «Geschäft» belastet, sondern auch dazu führt, dass wesentliche Ressourcen der Begegnung ungenutzt bleiben.

Prostitution bleibt in aller Regel eine sehr begrenzte Beziehung. Für manche Menschen ist erst durch die Beziehungsdistanz größere Körperlust möglich – als Folge und Symptom früher Ablehnung und Mangelbeziehung. Größere «Herzensnähe» würde das frühe Defizit schmerzvoll aktivieren; aus therapeutischer Sicht kann dies zwar ein sehr wertvoller und hilfreicher Weg sein, aber ohne schützende und verstehende Begleitung bliebe die Reaktivierung früher Not eine starke Bedrohung und muss deshalb unbedingt vermieden werden. Aus dieser Sicht wird auch die problematische Seite der Prostitution erkennbar: Die vorhandene Störung wird entsprechend ausagiert – also wiederholt –, der Betroffene aber der Chance einer reiferen Entwicklung beraubt. Dies ist die negative Seite jeder Droge: Sie dämpft und deckt zu, befriedigt situativ, behindert aber Erkenntnis, Entwicklung und Reifung, die immer auch mit unangenehmen Gefühlen verbunden sind (deren Auftreten Drogen ja gerade verhindern sollen). Auch jede gute Psychotherapie muss zusammen mit dem Patienten herausfinden, wie viel an schmerzlicher Erkenntnis und dadurch möglicher Entwicklung zumutbar sind und wann Ersatzbefriedigung unvermeidbar wird; Letztere sollte dann aber relativ bewusst und kontrolliert gestaltet werden.

Ich plädiere für käuflichen Sex auch aus dem Erfahrungswissen heraus, wie wichtig Triebentspannung und positive Beziehungserfahrungen – auch auf relativ niedrigem Niveau

– für die Gesundheitspflege und soziale Friedfertigkeit sind. Wenn Menschen, die sich in einer unglücklichen Beziehung befinden, Ersatz in der Prostitution suchen, macht gerade dieses Ansinnen auf die Mängel und Fehler der partnerschaftlichen Sexualität aufmerksam. Die eigentliche Herausforderung bestünde natürlich darin, die anliegende Partnerschaftsproblematik zu besprechen und in ihren Hintergründen und Zusammenhängen besser zu verstehen, statt nur wegzugehen und Ersatz zu suchen. Aber ich weiß natürlich auch, dass in vielen Fällen eine ehrliche Klärung, verbunden damit, dass jeder der beiden Partner für die eigenen Konfliktanteile Verantwortung übernimmt, nicht gut möglich ist und Heimlichkeiten, die allein verantwortet werden müssen, akzeptable Entlastung ermöglichen, statt dass das Zusammenleben immer nur durch quälenden Streit und kränkende Vorwürfe vergiftet wird. Prostitution bleibt eine wertvolle Notlösung; man sollte darauf aber nur dann ausweichen, wenn wirklich alle Chancen einer partnerschaftlichen Lösung wahrgenommen wurden.

Es gibt deutlich mehr Angebote käuflicher Liebe für Männer als für Frauen. Das hat verschiedene Gründe, aber ein biologischer Unterschied spielt dabei mit Sicherheit eine große Rolle: Die Frau «kann» praktisch immer, der Mann hingegen nur entsprechend seiner «Potenz». Damit spreche ich nur die funktionale und nicht die ganzheitliche Dimension an, bei der Bedürfnis, Lust und Beziehung im Zusammenhang stehen. Biologisch gesehen mag es auch einen Unterschied zwischen männlichem «Zeugungsdruck», verbunden mit polygamen Phantasien, und weiblichem «Brutpflegebedürfnis» und davon beeinflussten Wünschen nach sozialen Beziehungen und Sicherheit geben. Jedenfalls kennt die sexualtherapeutische Praxis eine große Zahl von Partnerschaftskonflikten aufgrund unterschiedlicher sexueller Bedürfnisse. Einmal will der Mann häufiger und die Frau fühlt sich zum «Objekt» degradiert, oder er ist nur an seiner Befriedigung interessiert – kurz und egoistisch –, und sie bleibt mit ihrem Zärtlichkeitsbedürfnis und dem etwas größeren Zeitbedarf, um zum Orgasmus zu kommen, auf der Strecke. Andere Male drängt sie, bietet sich vermehrt an und ist fordernd-dominant, was bei ihm Angst auslöst und zur «Erschlaffung» führt – und dann häufig auch zum Rückzug.

Diese Unterschiede zu regulieren ist wohl die größte Herausforderung für eine sexuelle Partnerschaft. Wenn einer der Partner darunter leidet, dass der andere zu viel will oder zu wenig Lust hat oder dass man selbst so viel soll und muss und keine gute Übereinstimmung mehr zustande kommt, werden in aller Regel unvermeidbare biopsychosoziale Unterschiede benutzt, um unbewussten innerseelischen Konflikten eine benennbare – leider unzutreffende – Begründung zu geben und meistens auch dem Partner die Schuld zuzuweisen. Dann werden via Sex lediglich Defizite an narzisstischer Bestätigung und liebevoller Zuwendung ausgetragen, die die Seele schon längst verletzt haben, mit der Folge, dass sowohl Beziehungslust als auch Körperlust beeinträchtigt werden. Das Wissen um die eigenen Bedürfnisse, die von denen des Partners abweichen, und natürlich die Akzeptanz der eigenen Anteile an entstandenen Konflikten sind die notwendigen Voraussetzungen, um sich über Unterschiede zu verständigen. In einer beziehungsgetragenen Sexualität, die nicht als «Schlachtfeld» innerer Defizite und Konflikte missbraucht wird, muss man permanent über bestehende Bedürfnisunterschiede verhandeln und dabei immer auch verzichten und gewähren lernen. Kompromisse sind dann kein Problem mehr, wenn sie im Ergebnis dynamisch bleiben – mal so, mal so –, ohne dass ein Partner ständig benachteiligt würde.

An den biologisch begründeten Unterschieden sexueller Interessen habe ich keinen Zweifel. Eine lustorientierte Sexualität aber kann diese Unterschiede nahezu aufheben. Mann und Frau können in gleicher Weise lustinteressiert sein und sich dadurch wechselseitige Befriedigung ermöglichen. Auf der Lustebene spielen biologische Unterschiede, die mit «Vermehrung» und «Brutpflege» im Zusammenhang stehen, keine wesentliche Rolle mehr. Die Chance auf lustvolle Entspannung und der Wunsch danach sind bei entwickelter Lustfähigkeit meiner Erfahrung nach nicht mehr geschlechtsspezifisch.

Die entscheidende Motivation für regelmäßigen Sex und für die Beziehungspflege ist die Lusterfahrung. Ein Partner, der sexuelle Lust hilfreich unterstützt, ist aller Zuwendung und Bestätigung wert. Deshalb bilden Sex und Beziehung ein wertvolles Junktim.

Das Don-Juan-Syndrom
(Ich ficke, also bin ich)

Die süchtige Eroberung von Frauen ist natürlich eine narzisstische Problematik. Pathologischer Narzissmus ist die Folge frühen «Muttermangels», in Verbindung mit dem tragischen Irrtum, man könne oder müsse sich Liebe verdienen. Das Defizit an mütterlicher Liebe wird nicht als eine schwere Störung der Mutter erkannt, sondern als eigener Unwert fehlgedeutet («Ich bin es nicht wert, geliebt zu werden»). Diese Selbstabwertung und Selbstbezichtigung sind im Grunde eine Gnade unserer seelischen Funktionen, denn dadurch bleibt die Überlebenshoffnung bestehen, wenn ich mich nur richtig bemühe, meinen «Unwert» zu überwinden, dann komme ich doch noch ins Paradies der Liebe. Dies ist eine Quelle für alle Mutterversteher und Mutterbediener, Einfühler und Helfer, die durch Erspüren, Unterstützen und unendliches Bemühen sich Liebe verdienen wollen. Auf diese Weise kann man sehr leistungsfähig und erfolgreich werden, bleibt aber trotzdem in der Tiefe unbefriedigt und ist deshalb in Gefahr, sich immer mehr und mehr anzustrengen und so ein süchtiges Verhalten anzunehmen (Leistungssucht, Geltungssucht, Helfersucht, Erfolgssucht, Arbeitssucht, Sexsucht u. a.).

Sex als Droge eignet sich natürlich besonders gut zur Kompensation früher Beziehungs- und Bestätigungsdefizite, weil Sexualität wenigstens ein Minimum an Kontakt verlangt und zustimmende Anerkennung ermöglicht. Darüber hinaus führt das mit dem Sex verbundene Lusterleben zur nachhaltigen positiven Verstärkung dieses Mechanismus. Deshalb sind Sexsüchtige oft nicht bereit, ihre Obsession auch anzuerkennen. Im Gegenteil, über Sex können sie sich als willkommen erleben, körperliche Nähe erfahren und liebevolle Zustimmung erhalten. Und wenn sich ein «Suchtobjekt» verliebt, wird man noch in besonderer Weise verehrt und begehrt. Es darf sich nur nicht zu viel Nähe, zu viel Verbindlichkeit in der Beziehung entwickeln, dann entstünde die Gefahr, dass die frühe Sehnsucht wieder durchbricht, die ja gerade durch das ständige Erobern unter Kontrolle gehalten werden soll. Deshalb wird der Sexualpartner häufig gewechselt: Eine erfolgreiche Eroberung ist Bestätigung genug und muss durch die nächste Anstrengung abgelöst werden.

Da der frühe Mangel aber niemals wettgemacht werden kann, wird das Streben nach sexuellen Kontakten immer drängender und häufiger. Wer einen potenziellen Sexualpartner schließlich gewonnen hat, der kann seine Unsicherheits- und Minderwertigkeitsgefühle – wenigstens vorübergehend – vergessen und die Energie seiner unerfüllten Bedürfnisse in die sexuellen Aktivitäten einbringen.

Auf diese Weise bekommt der sexuelle Akt eine übermäßige Bedeutung und wird mit narzisstischen Bedürfnissen aufgeladen: Der Wunsch nach Nähe, Annahme und Bestätigung scheint erfüllbar zu sein, und wenigstens einen Moment lang lässt sich das Gefühl, willkommen, erwünscht und bejaht zu werden, gleichsam mit Händen greifen. Dabei spielt meistens der erfolgreiche Eroberungsakt eine größere Rolle als dann der sexuelle Vollzug. Sex wird auf diese Weise zur wesentlichen Selbst- und Lebensbestätigung. Aber aus der sexuellen Beziehung darf keine wirkliche Partnerschaft erwachsen, weil dann die Satisfaktion der Eroberung unsicher würde: weil man dann geschenkt bekäme, worum man doch so hart ringen muss. Das «Geschenk» kann nicht wirklich angenommen werden, es ist nichts mehr wert, weil man es ja selbst nicht wert ist. Nur die Mühen machen den Erfolg wertvoll, der sich dann jedoch ebenso schnell wieder verflüchtigt und lediglich durch neue Anstrengungen wieder aufbauen lässt. Nebenbei gesagt, ist dies auch das tragische Schicksal des Leistungssportlers, der größte Anstrengungen aufbieten muss, um die Chance auf Sieg zu haben, und nach der Siegesfeier schon wieder den Konkurrenten fürchtet.

Der leistungsorientierte Erfolg führt nicht wirklich zur Entspannung, sondern zur Angst vor dem Verlust der narzisstischen Anerkennung. Guter beziehungsgetragener Sex dagegen ermöglicht befriedigende Entspannung, bis das nächste Bedürfnis ansteht. Lustentspannung bedarf keiner ewigen Steigerung, sondern nur der Wiederholung im Zyklus individueller natürlicher Bedürftigkeit.

Bei erlittenem «Muttermangel» ist Sex natürlich eine großartige Kompensationsmöglichkeit, allerdings immer mit der Gefahr behaftet, sich süchtig zu erschöpfen und promiskuitiv in ein Sozialverhalten abzurutschen, bei dem der Sexualpartner nur noch als austauschbares Objekt benutzt wird. Wer sich darauf unwissend einlässt, kann schwer enttäuscht werden, er fühlt sich dann seelisch verletzt und erfährt sich am Ende als sexuell missbraucht. Aus dem Don-Juan-Syndrom findet nur heraus, wer seine Begrenzung durchlitten und akzeptiert hat.

Diese Problematik ist nicht an das männliche Geschlecht gebunden. Auch viele Frauen bieten sich sexuell an, mit dem Ziel narzisstischer Bestätigung angesichts des Gefühls, begehrt zu sein. Dabei besteht immer die Gefahr nymphomanischer Unersättlichkeit. Selbst der Entscheidung zur Prostitution dürfte oftmals ein narzisstisches Defizit («Muttermangel») zugrunde liegen, das sich auch durch das männliche Begehren der Freier nicht wirklich decken lässt. Das narzisstische «Loch» kann weder durch den Phallus noch durch viel Geld gestopft werden. Prostitution lässt sich also auch als ein Ersatz für frühe Defizite verstehen; sie gehört nicht an den Pranger, sondern hat als Notlösung ihre Berechtigung. Will man die Sexualität jedoch von ihrer Ersatz- und Kompensationsfunktion befreien, muss man den eigentlichen narzisstischen Mangel verstehen und im Grunde dafür sorgen, dass bereits Kinder gesunde narzisstische Sättigung in einem ausreichenden Umfang erleben können.

Das Dornröschen-Syndrom
(Ich muss erweckt werden)

Für eine sexuelle Partnerschaft bedeutet die Erwartung des Partners, vom anderen oder durch die Beziehung «erweckt» zu werden, eine schwere Bürde. Die Tatsache, dass man keinem Partner den Orgasmus machen, sondern ihm nur hilfreich dabei assistieren kann, sich gut loszulassen, macht ein Dornröschen-Verhalten zur Lustbremse. Durch ihre frühe Entfremdung («Muttervergiftung») sind viele jedoch darauf geeicht, Erwartungen zu erfüllen, um dadurch Anerkennung und Zuneigung zu ergattern. So kann es gerade für Männer zu einer erschöpfenden Verpflichtung werden, Frauen zu «beglücken». Sein Pendant hat dieses Verhalten im narzisstisch begründeten Größen-Selbst, etwa wenn der Mann glaubt, durch anstrengende Leistungen und Techniken oder gar durch die Größe seines Penis bei den Frauen besonderes Ansehen erwerben zu können. «Dornröschen» und «Macho» passen im tragischen Irrtum zu glauben, man könne befreit und erlöst werden bzw. die Freiheit bringen und Erlösung bewirken, gut zusammen.

Der frühen Mangelerfahrung entspricht häufig der spätere Wunsch, doch noch befriedigt oder für das Erlittene wenigstens entschädigt zu werden. Das ist mit dem Risiko verbunden, die eigenen Möglichkeiten zu verleugnen, Ressourcen abzuwerten und notwendige Anstrengungen abzulehnen. Mit passivem Abwarten, depressivem Erpressungsdruck oder klagsamen Vorwürfen vergeudet man dann die eigenen Lebenschancen. Auf diese Weise schafft man es, schlummernde Schuldgefühle zu wecken, Helfer zu aktivieren und unechte Zuwendung zu bekommen, kultiviert also die verhängnisvollen Folgen erlittenen Liebesmangels, um den Preis, das Opfer früher Verhältnisse zu bleiben, statt seine eigenen Möglichkeiten zu finden und zu lernen, trotz allem gut für sich selbst sorgen zu können.

Auf sexuelle Verhältnisse übertragen, wird das «Dornröschen-Syndrom» zur Lustfalle. Die Lust darf nicht wirklich geweckt werden, weil *er* dann in seinen Bemühungen nachlassen könnte. Und *er* darf nicht erfolgreich sein, weil *sie* dann keinen «Hebel» mehr hätte, sich unendlich bedienen zu lassen, und, was ihre Bedürfnisse anbelangt, selbst aktiv werden müsste. Zudem besteht auch die Gefahr, dass *er* den vermeintlichen Sinn seines Engagements verlöre, wenn *sie* «wach» würde. Dann müsste *er* die eigene unerfüllte Bedürftigkeit spüren und lernen, an sich selbst zu denken.

Erwartungen an den jeweils anderen zu richten und über die unvermeidbare Enttäuschung zu klagen ermöglicht gering dosierten Ersatzschmerz. Und arbeitet man dann noch mit ewigen Vorwürfen – «Wenn du nur …», «Weil du …» –, so bietet das die Chance zu tausendfacher aggressiver Abreaktion. Auf diese Weise wird das frühe Elend aber lediglich chronifiziert und durch gegenwärtige Verstimmungen zusätzlich vermehrt. Es bleibt eine große Tragik, wenn frühes Unglück so verleugnet wird, dass sexuelles Vergnügen und Partnerschaftsglück in der Gegenwart zerstört werden. Nur wenn jeder an sich selbst zuerst denkt, die ihn belastende Vergangenheit anerkennt, Verantwortung für sich selbst übernimmt und die verbleibenden Chancen aktiv nutzt, wird eine «Erlösung» für beide Partner möglich.

Ich will an dieser Stelle über einen weit verbreiteten Irrtum aufklären, der Ausdruck einer klassischen Übertragungsstörung ist. Es geht um die Vorstellung, dass der Mann die Frau befriedigen könne und müsse und dass die Frau von den Fähigkeiten und Qualitäten ihres «Liebhabers» abhängig sei. Ich habe bewusst das etwas altmodische Wort «Liebhaber» gewählt, weil es deutlich macht, dass es in der Beziehungstiefe um «lieb haben» und «lieb gehabt werden» geht. Der Vorstellung liegt ein «Muttermangel-Syndrom» zugrunde mit den beiden Seiten des Problems: auf der einen Seite der Illusion, man könne und müsse sich Liebe verdienen, auf der anderen Seite die nicht erfüllbare Erwartung, durch die Liebe eines Partners wirklich «geheilt» werden zu können, ohne die frühen Defizite erkennen und mühevoll verarbeiten zu müssen.

Mangelnde Mutterliebe wird vom betroffenen Kind in aller Regel nicht als Problem und Störung der Mutter erkannt, sondern so erlebt, als sei man selbst der Zuneigung und aufgewendeten Zeit nicht wert. Daraus erwächst das schon erwähnte «Mutterversteher-» und «Mutterbediener-Syndrom». In der Regel sind es die Männer, die aufgrund eines narzisstischen Defizits glauben, sie müssten und könnten die Frauen befriedigen. Deshalb hält sich auch so hartnäckig der Mythos, ein großer Penis sei wichtig und man müsse sich kräftig ins Zeug legen, um die Frau richtig zu bedienen. Sicher gibt es große Unterschiede, was im Einzelnen gefällt und für die Erregung hilfreich ist. Dabei spielt aber Einfühlung in die Bedürfniswelt des Partners stets eine größere Rolle als wildes Gefummele und Gestoße. Auch bedeuten hilfreiche sexuelle Praktiken nicht schon gleich Macht über das Erleben des anderen. Hilfreich oder hinderlich kann vieles sein, deshalb sollte man sich über Angenehmes und Unangenehmes austauschen: wie man sich berührt, wann und wo, welche Stellung bevorzugt wird, Aktivität, Passivität, Rhythmus, Heftigkeit oder Weichheit der Bewegungen und vieles mehr. In der sensorischen Phase «orgastischer Potenz» kann der Partner sehr hilfreich oder auch sehr hinderlich sein. Das ist eine Frage der Kommunikation und Abstimmung. Die motorische Phase der Lust hingegen – die orgastische Entladung – kann nur zugelassen und nicht delegiert werden; es geht darum, sich dem unwillkürlichen muskulären Geschehen und energetischen Strömen zu überlassen. Wie gesagt: Kein Mann kann einer Frau den Orgasmus machen. Über Hinderliches oder Hilfreiches muss die Frau den Mann informieren und aufklären, aber das Loslassen liegt allein bei ihr.

Die Hingabestörung einer Frau hat schon viele Männer an ihrer Potenz zweifeln und schließlich in ihrem Mann-Sein verzweifeln lassen. Das sind spezifische Spätfolgen frühen Muttermangels. Und kollusiv dazu glauben tatsächlich manche Frauen, dass der Mann sie befriedigen müsse; wenn sie keinen Höhepunkt erreichen, könne es nur an ihm liegen. Das ist die andere Seite des narzisstischen Mangelsyndroms. In der verständlichen Sehnsucht, doch noch die richtige Zuwendung zu bekommen, werden Erwartung und Hoffnung auf den Partner projiziert und die eigene Behinderung verleugnet. Es ist immer wesentlich leichter, den Partner als ungeschickt und als Versager zu erleben, als den Schmerz über den erlittenen Liebesmangel zuzulassen. Deshalb sind Orgasmusstörungen gar nicht so selten das kleinere Übel, das man braucht und gar nicht überwinden will, weil sonst das größere Übel früher Lieblosigkeit reaktiviert werden müsste. Dann ist es besser, einen Partner zu haben, von dem man glauben kann, er sei für die eigene Zufriedenheit verantwortlich, und an dem sich die narzisstische Wut in Form von Vorwürfen, Kränkungen und Enttäuschungsreaktionen in kleinen Dosen abreagieren lässt. Die Vorstellungen vom «ungeschickten Liebhaber» und von der «unbefriedigten Frau» erzählen von einem tragischen Geschlechterkampf in dem Bestreben, den zugrunde liegenden frühen narzisstischen Mangel gemeinsam zu verleugnen. Der Preis dafür ist, dass die Lust am Sex geopfert wird.

Wirkliche Hilfe in dieser Situation kann sich nicht auf die Sexualfunktion und auch nicht auf die Beziehungskonflikte beschränken; vielmehr muss der Frühstörungsanteil, der in die Partnerschaft übertragen und dort ausagiert wird, erkannt und verarbeitet werden.

Sexualität als Therapeutikum

Isolierte funktionelle Sexualstörungen gibt es im Grunde nicht, sie sind immer Symptome von Störungen des ganzen Menschen und seiner Beziehungen. Deshalb ist Sexualtherapie stets auch eine ganzheitliche Therapie. Vom Symptom «Sexualstörung» können die Lebens-, Beziehungs- und Persönlichkeitsprobleme erfasst werden; deren Behandlung bringt dann in der Regel auch die sexuellen Symptome zum Verschwinden. Andererseits führen symptomatische Veränderungen oder Verbesserungen sexueller Funktionsstörungen zwangsläufig zu Auswirkungen im Erleben und Verhalten des Menschen, mit der Folge, dass auf dem Weg der Sexualtherapie umfassende Wirkungen erzielt werden können. Das kann mitunter sogar zum Problem werden, wenn Heilungserfolge bei sexuellen Funktionsstörungen die darin transportierten Beziehungsstörungen oder innerseelischen Konflikte freisetzen. Werden diese dann nicht entsprechend verstanden und gelindert, sind meistens auch die Erfolge einer Sexualtherapie nicht von langer Dauer. Da aber sexuelle Probleme häufig besonderen Leidensdruck bewirken, wachsen mit ihrer Behandlung auch die Chancen, eine umfassendere Therapie zu akzeptieren. Die Entscheidung dafür lässt sich positiv durch den Umstand verstärken, dass sexuelle Therapieerfolge unmittelbaren Lustgewinn ermöglichen können.

Sexuell ausgetragene Konflikte und Bedürfnisunterschiede sind in Partnerschaften ein sehr häufiges Problem. Am Anfang einer Beziehung – auf der Welle der Verliebtheit – surft man vergnüglich über alle Verschiedenheiten hinweg. In der alltäglichen Beziehung – oft verstärkt durch Stress, Sorgen und Konflikte – kommen die Unterschiede nicht nur zum Vorschein, sondern fordern jeweils ihr Recht, zum Zweck der individuellen Stabilisierung. Jeder braucht Gelegenheiten, sich zu regulieren und zu erholen. Sexualität gerät so häufig ins Schussfeld der Spannungen. Dabei wäre oftmals das Gegenteil hilfreich: nämlich sich guten Sex als eine hervorragende Möglichkeit der Entspannung zu erhalten und gerade deshalb zu pflegen. Andererseits eignet sich Sexualität leider hervorragend dazu, sie in ein Kampffeld zu verwandeln, auf dem man dem Partner Vorwürfe machen, Beschuldigungen gegen ihn anbringen und mit ihm Machtspiele anzetteln kann. So wird Sexualität auf Kosten der sexuellen Lust und der partnerschaftlichen Zuneigung dazu missbraucht, innerseelische Probleme auszuagieren. Tiefenpsychologisch gesprochen: Nur weil man Opfer frühkindlicher Verletzungen gewesen ist, verdirbt man sich auch als Erwachsener noch den Lebensgenuss und wird zum Täter gegen sich selbst und seinen Liebsten.

Dagegen gibt es nur zwei Möglichkeiten: präventiv eine Optimierung der Kinderbetreuung und aktuell, selbst die Verantwortung für Verbesserung zu übernehmen. Die schon häufiger angesprochenen Aspekte einer möglichen Selbsttherapie fasse ich hier noch einmal zusammen:

- Sexualität ist die beste Möglichkeit für ganzheitliche Lust, für Entspannung und liebevolle Beziehungspflege.
- Sexuelle Funktionsstörungen sollten immer als Symptome innerseelischer Konflikte und von Beziehungskonflikten verstanden und als solche behandelt werden.
- Die Bemühungen um eine befriedigende Sexualität sind eine hervorragende Chance, innere Spannungen zu lindern und abzuführen und dadurch unmittelbar gesundheitsfördernd zu wirken. Sexualität kann eine «Medizin» sein, die richtig gut schmeckt.

- Jeder hat ein Recht auf Sexualität.
- Jeder lebt *seine* Sexualität. (Hemmungen, Einseitigkeiten oder Fehlentwicklungen sind nur insofern relevant, als der Betroffene darunter leidet oder andere dadurch leiden macht.)
- Die Sexualität entwickelt sich mit der Persönlichkeit und verändert sich mit den Lebensumständen.
- In partnerschaftlichen Beziehungen sind unterschiedliche sexuelle Bedürfnisse die Regel.
- Jeder muss Verantwortung für seine eigenen sexuellen Bedürfnisse übernehmen. In Partnerschaften bedeutet das: eigene Bedürfnisse wahrzunehmen, ihre Bedeutung zu reflektieren, sie innerhalb der Beziehung zu kommunizieren und darüber entsprechend zu verhandeln.
- Die eigenen sexuellen Grenzen bedürfen eines klaren Neins; kein anderer kann sie kennen.

Auf dieser Grundlage kann jeder dazu beitragen, Sexualität zum Therapeutikum zu machen. Dies funktioniert natürlich nur bei demjenigen, der seine Situation wirklich verbessern will. Das zentrale Handikap bleibt die Tatsache, dass viele Sekundärprobleme und -störungen (wie z. B. Partnerschafts- und sexuelle Konflikte) brauchen, um von Primärproblemen (entwicklungspsychologisch bedingten frühen Verletzungen und Defiziten) abzulenken und sie zu überdecken. Sekundärprobleme sind immer das kleinere Übel. An der Intensität, mit der sich Menschen die Hölle heißmachen, sich hassen und verachten, lässt sich in etwa erahnen, wie groß ihr primäres Elend sein muss. Es gibt keinen anderen Grund, sich das gegenwärtige Leben in eigener Verantwortung so schwer zu machen, als das mühsam verdrängte und zur Entladung und Erkenntnis drängende Primärleid unter Kontrolle zu halten und ersatzweise im Hier und Jetzt abzureagieren. Das aber hat Suchtcharakter. Da sie nicht wirklich zur Abfuhr frühen Schmerzes und narzisstischer Wut führen kann, muss die Ventilfunktion ständig benutzt und wiederholt werden. (Ich nenne das: «Ich halte mir mein Schwein!»)

Wer von diesen Zusammenhängen jedoch, und sei es nur ein wenig, weiß und seine Situation verbessern will, kann seine sexuelle Partnerschaft gut dafür einsetzen. Jede zur Entspannung führende Lustwelle und jede gelingende partnerschaftliche Absprache zur hilfreichen Unterstützung der eigenen Lust dient der Gesundheit und der Liebe. Es lohnt sich also, den sexuellen «Heilungsweg» zu versuchen. Sich selbst wahrzunehmen, die eigenen Befindlichkeiten und Bedürfnisse zu kommunizieren und zu verhandeln, sind die wesentlichen Ingredienzien von Beziehungskultur. Im Dienste der Lust können diese Fähigkeiten unmittelbare Belohnung erfahren und sichern dadurch Lebensfreude und Friedfertigkeit.

Mit einem vertieften Verständnis für die frühen Entwicklungsbedingungen des Menschen, das uns die Säuglings- und Kleinkindforschung sowie die Neurobiologie ermöglicht haben, musste auch die diagnostische Einschätzung psychosozialer Probleme und des Verhaltens von Menschen erweitert werden. Wenn früher sogenannte Psychopathien, Charakterstörungen und Persönlichkeitsstörungen als relativ seltene und schwere Erkrankungen galten, so können und müssen heute die sogenannten Frühstörungsanteile in fast jedem Menschen aufgefunden werden, um einen wirklichen Zugang zu Beschwerden, Erkrankungen und Verhaltensweisen zu finden. Dabei ist die Bewertung eines «zeitgemäßen» oder durchschnittlichen Verhaltens deshalb besonders problematisch, weil eine mehrheitliche Verhaltenstendenz als «normal» erscheinen und doch von höchst abnormen, unbewussten seelischen Defiziten und Konflikten getragen sein kann, die eine ganze Gesellschaftspathologie ausgestalten und erst nach einer kumulierten Krise (z. B. Krieg) aus einer ernüchterten Perspektive als destruktive Folgen früher Not erkannt werden können.

Nach mehreren Jahrzehnten psychotherapeutischer Berufserfahrung muss ich feststellen, dass die frühen kindlichen Verletzungen, die durch Mütterlichkeits- und Väterlichkeitsstörungen verursacht sind, später nicht mehr wirklich zu heilen sind. Deshalb wird immer die Prävention gegenüber der Therapie Vorrang haben müssen. Zu den therapeutischen Möglichkeiten zählt jedoch, die Folgen von Frühstörungen zu lindern, die Fähigkeit zu erwerben, zu den Ursachen bewusster auf Distanz zu gehen und mit ihren belastenden Auswirkungen besser und kompetenter umzugehen. Ein Frühgestörter kann lernen, die ehemals erfahrene Lebensbedrohung von gegenwärtigen – auch durchaus real bedrohlichen – Ereignissen zu differenzieren und realitätsgerechter zu reagieren. Ein Mensch mit Liebesmangel kann lernen, seine ungestillte und heute unstillbare Bedürftigkeit zu erkennen und aktuelle reale Möglichkeiten von Liebesbestätigung nicht abzuwerten; nicht länger in ein süchtiges «Mehr ... und mehr ... und mehr» zu verfallen, sondern auch die geringere Erfüllung wertzuschätzen und zu genießen. Dieses Prinzip lässt sich auf alle Folgen von Frühstörungen anwenden, auch auf Bindung, Identität und den Selbstwert. Immer handelt es sich um einen therapeutischen Dreischritt:

• die Geschichte der Frühstörung erinnern und erkennen (tiefenpsychologischer bzw. psychoanalytischer Weg);
• die frühen psychosozialen Verletzungen und Defizite emotional verarbeiten (körperpsychotherapeutischer Weg der Gefühlsarbeit);
• die heute gegebenen Möglichkeiten erkennen, nutzen, üben und ausgestalten (verhaltenstherapeutischer Weg).

So sind meine therapeutischen Erfahrungen zu einem «multimodalen» Verständnis der psychotherapeutischen Methoden zusammengewachsen. Ein Methodenstreit um die bessere Wirksamkeit wird dadurch überflüssig. Stets geht es darum, den Weg herauszufinden, auf dem ein Mensch hilfreich für sich arbeiten kann, sowie Verstehen, Fühlen und Handeln möglichst zu integrieren, auf welchem Niveau auch immer.

Nach umfassenden Leitbildern für dieses Verständnis gefragt, würde ich drei nennen:
• Der seelische Schmerz ist das Tor zu neuem Leben.
• Erst Fühlen, dann handeln.
• Ohne Übung keine Entwicklung.

In einer Beziehung, in der die Partner einander zugewandt sind, bietet Sex großartige Möglichkeiten, trotz «Frühstörungen» ein lustvolles und entspanntes Leben zu führen. Über das gegenwärtige Lusterleben hinaus bietet Sex immer auch eine begrenzte Erfüllung früher Bedürfnisse. Über Sexualität kann man sich gewollt, gemeint, bestätigt und geliebt erleben. Im sexuellen Erregungsrausch ist die Befriedigung narzisstischer Grundbedürfnisse ohne Weiteres möglich, etwa mit Sätzen wie: «Ich liebe dich!»; «Ich mag dich!»; «Du gefällst mir!»; «Du bist gut!»; «Du bist attraktiv und begehrenswert!» Das sexuelle «Objekt» sieht man sich immer schön, auch fernab der Maßstäbe des Zeitgeistes. «Weil du für mich da bist, weil du mich in meinem Verlangen bestätigst, bist du schön!» Diese liebevolle Realitätskorrektur ist eine Gnade unseres Seelenlebens. Das ganz subjektive Erleben bedingt auch einen ganz individuellen Geschmack – über den man dann auch tatsächlich nicht mehr streiten kann – und hilft über die körperlichen Besonderheiten und

Gebrechen, über die Altersfalten und die seelischen «Macken», auch über die sozialen Eigenheiten der Menschen hinweg. Sexualität ist ein Königsweg zur Lebensqualität wider alle künstlichen und zumeist hochneurotischen Werte und Ideale der Mode, des Zeitgeistes, des Marktes generell. Und der Orgasmus erdet die hilfreiche Verkennung, mit anderen Worten, die Realität setzt sich wieder durch – und doch bleibt eine dankbare Zuneigung aufgrund der erlebten Befriedigung und Entspannung.

Deshalb ist das Bemühen um eine lustvolle Sexualität in einer liebevollen Beziehung unter allen Umständen eine lohnende Aufgabe, mit der Chance, dass man trotz aller seelischen Not Augenblicke von Lebensfreude und glücklicher Zufriedenheit erlebt. Der Austausch und die Akzeptanz von Gefühlen, das Verstanden- und Gebraucht-Werden und ganz besonders die erarbeitete sexuelle Lust können eine Partnerschaft zur therapeutischen Insel machen. Andere Räume, die sich so intim, offen und ehrlich gestalten ließen, gibt es nicht. Selbst eine kompetente Therapie bleibt hinter dieser Möglichkeit zurück, da ihr die ganz persönliche Beziehung und die Sexualität notwendigerweise verschlossen sind. So kann man eine Partnerschaft zum zentralen Therapeutikum machen, anfangs noch mit Hilfe eines Experten, doch mit dem Ziel, diese Fürsorge so bald und so gut wie möglich in eigener Verantwortung und Regie auszuüben.

Erfahrungsgemäß lässt sich dabei ein befriedigender Zustand nicht ohne energetische Verschiebung des belastenden Problems erreichen. Das heißt, die gewonnene Zufriedenheit, das erreichbare kleine Glück, bewirkt an anderen Stellen und in anderen Zusammenhängen wieder Krisen und kleine Unglücke. Diese Verschiebung frühen Leids lässt sich verringern, wenn es gelingt, Spannungsenergie abzuführen oder zu «erden», wie ich gerne sage. Dafür gibt es zwei Kö-

nigswege: den Gefühlsausdruck und die möglichst ganzheitliche sexuelle Lustentladung (orgastische Potenz). Die regelmäßige emotionale und sexuelle Entladung stellt die beste
Form der Psychohygiene und körperlichen Entspannung
dar, die man für sich gewinnen und erreichen kann.

Je nach Ausmaß der Frühstörung bleiben jedoch energetisch geladene Konfliktfelder und Defiziterfahrungen zurück, die auch in einer Partnerschaft mit guter Sexualität
nicht ausreichend reguliert werden können und darüber
hinaus noch andere «Spielwiesen» brauchen, um abgeführt
zu werden. Dafür gibt es zwei mögliche Richtungen: Wird
die innere Spannungsenergie in sozial unschädlichem oder
sogar nützlichem Verhalten verbraucht oder zu selbstschädi-
gendem oder destruktivem Ausagieren verwendet? Unschäd-
lich und nützlich sind alle Angebote, die Energie regulieren
helfen (z. B. Akupunktur, Homöopathie, Osteopathie, Medi-
tation, Yoga und eine Vielzahl von körpertherapeutischen
Wegen). Auch Hilfe- und Arbeitsleistungen, Sport und Hob-
bys oder ein außergewöhnliches Engagement in sozialen,
kulturellen, ökologischen und politischen Belangen können
hier eine wesentliche Rolle spielen. Wie bei allen Dingen
kommt es aber auch hier auf das Maß an; man kann sich
auch süchtig engagieren und auf übertriebene Weise helfen
oder sich durch Rekord- und Erfolgsstreben ruinieren. Die
Gefahr dazu besteht immer dann, wenn die sinnvolle Sach-
ebene verlassen und gleichzeitig die energetisch-unbewusste
Motivationsebene (z. B. die Kompensation und energetische
Verarbeitung frühen Leids) nicht erkannt und nicht bewusst
gebremst wird. Die notwendige Einschränkung und Begrenzung der energetischen Regulierung durch Leistungen und
Aktivitäten gelingen am besten, wenn ein größerer Teil der
Spannungsabfuhr durch Gefühlsausdruck und lustvolle Se-
xualität gelingt. Daran zu arbeiten lohnt sich immer!

Der hilfreiche Energieverbrauch kippt ins Pathologische, wenn sinnvolles und nützliches Verhalten zur Sucht wird. Gelingt die Energieexpansion nicht mehr, sondern staut sich Spannung selbstzerstörerisch im Inneren auf und bewirkt auf diese Weise Somatisierungen (körperliche Beschwerden und Funktionsstörungen), psychosomatische Erkrankungen und psychische Symptome (etwa Ängste, Depression, Zwänge u. a.), dann ist dringend therapeutische Hilfe gefordert, um den Energie- und Gefühlsstau abführen zu lernen. Eine Hauptgefahr nicht aufgelöster Spannungsenergie ist das destruktive soziale Ausagieren (z. B. durch Gewalt, Verfolgung Andersdenkender, Fremdenfeindlichkeit und die Jagd nach einem Sündenbock).

III. KLEINER RATGEBER
«LUSTSCHULE»

Dieses Buch richtet sich in erster Linie an Leser, die erlebt und auch verstanden haben, dass es weniger bringt, sich Rat zu holen und danach handeln zu wollen, als sich immer wieder selbst zu befragen, über sich selbst zu reflektieren und sich mit anderen Menschen in Beziehung zu setzen. Der kleine Ratgeber, den ich dennoch anbiete, will kein «Richtig» oder «Falsch» bestimmen, sondern lediglich einige hilfreiche Anregungen für den persönlichen Umgang mit dem Thema Lust geben. In diesem Sinne verstehe ich eine «Lustschule» wie eine Skischule, in der Techniken für eine sichere Abfahrt gelernt werden, aber die Fahrpraxis und der Fahrstil ins Belieben des Einzelnen gestellt bleiben. Nahe liegt auch der Vergleich mit einem Kochstudio, das die Zutaten und Tricks der Kochkunst sowie verschiedene Zubereitungsformen verrät, ohne aber fertige Rezepte zu liefern: Das Anrichten der Speisen und ihre Zusammenstellung zu einem Menü bleiben dem Geschmack, der Phantasie und der Experimentierfreude des jeweiligen Kochs überlassen.

Mein Bemühen geht dahin, in der Sexualität Körper und Beziehung in ihrer Einheit zu betrachten. Wenn ich in diesem Zusammenhang «Körperlust» und «Beziehungslust» unterscheide, dann nur, um einzelne Aspekte dieser Einheit herauszustellen, mit der Absicht, wichtige Einzelheiten besser analysieren zu können. Jeder dieser Aspekte wiederum wirkt sich auf den ganzen Menschen aus; er schließt förderliche wie hinderliche Mechanismen ein, ohne dass das ganzheitliche Wirken insgesamt berechenbar wäre. Trotz aller Analyse und Beratung bleiben menschliche Beziehungen und das sexuelle Leben immer auch ein Geheimnis, ein Mysterium, ein «Kunstwerk» individuellen Gestaltens und Erlebens.

Was kann hilfreich für «Körperlust» sein?

1. *Masturbation:* Die wichtigste Voraussetzung für «Körperlust» sind die eigenen Erfahrungen, auf welche Weise und womit man sich selbst Lust verschaffen kann. Reichliches Probieren und Experimentieren mit Selbstberührungen, mit Streicheln, Reiben und Massieren, wie man mit lustvollen Masturbationshandgriffen Erektion genießen und Ejakulation auf unterschiedliche Weise auslösen kann, bieten eine gute Möglichkeit, sich selbst zu entdecken. Für Frauen ist das Erkunden lustvoller Berührungen der Klitoris, der Vulva, der Vagina mit den eigenen Fingern oder geeigneten Dildos bzw. anderen Gegenständen eine wichtige Erfahrung, um selbst lustvolles Erleben erreichen und entfalten zu können. Ohne diese Selbsterfahrung ist es meistens viel schwieriger, sich bei partnerschaftlichem Sex lustorientiert mitzuteilen und zielgerichtet unterstützen zu lassen.

2. *Selbsterfahrung darin, was individuell an- oder abtörnt:* Erotische und sexuelle Erregung kann durch vieles unterstützt oder gehemmt werden: Geruch, Geschmack, Sehen und Hören, die Tageszeit, den Ort, das Ambiente, Essen vorher oder nachher, die Qualität und Fülle von Speisen, Alkohol (als Anregung oder Dämpfung), Musik, Wäsche, Hygiene,

Schweigen oder Reden, sexuelle Technik, Vor- und Nachspiel. Hier verfahre jeder nach seinem Geschmack. Es ist gut
zu wissen, was für einen selbst förderlich oder hinderlich ist.
Und es ist noch besser, dazu imstande zu sein, die eigenen
Vorlieben und Abneigungen innerhalb der Beziehung zu
kommunizieren, und dafür Verantwortung zu tragen, dass
die eigenen Wünsche eine Chance haben.

3. *Reflexion der Situation:* Was möchte ich? Die eigene Erregung auf den Partner übertragen oder mich mitnehmen
lassen? Aktiv sein oder passiv bleiben? Einen Orgasmus entwickeln oder das Zusammensein genießen? Geilheit oder
Zärtlichkeit? Wer über die eigenen Wünsche nachdenkt, erfährt auch, wie variabel er selbst ist. Dadurch wird jeder
sexuelle Akt zu einer neuen Erfahrung – weit ab von jeder
Routine und Schablone.

4. Im Vorfeld sexueller Aktivität ist es meistens günstig,
*eigene emotionale Spannungen aufzuspüren und so gut wie möglich
abzuführen.* Dies setzt Erfahrung im Umgang mit den eigenen Gefühlen voraus und ist über die Sexualität hinaus auch
für die alltägliche Lebensgestaltung relevant: Wie kann man,
je nach Lebenssituation, Gefühle aktivieren, zum Ausdruck
bringen und wie kann man sie unter Kontrolle halten und
begrenzen? Als sexuelles «Vorspiel» ist emotionale Spannungsabfuhr allein oder unter Assistenz des Partners ein
hervorragendes Mittel, um die mögliche Lustentwicklung
von hemmenden Einflüssen zu befreien. Der erste Schritt
dazu ist der Mut, sich in allem mitzuteilen, was einen be-
drückt, ängstigt oder ärgert. Eine gute Partnerschaft hält das
nicht nur aus, sondern entwickelt sich mit der gegenseitigen
Aussprache bei seelischen Belastungen. Bei entsprechender
Beziehungskultur darf man erwarten, dass emotionale Mit-

teilungen vom anderen nicht abgewertet oder auf belehrende Weise kritisiert, sondern durch einfühlendes Verstehen gewürdigt werden. Verstanden zu werden ist so der zweite wesentliche Schritt emotionaler Entlastung. Den dritten Schritt und Höhepunkt in der Verarbeitung seelischer Belastungen bildet der Gefühlsausdruck.

Mir gefällt die Metapher von der «Matte im Rucksack» als Hinweis darauf, dass man eigentlich immer eine «Matte» bei sich haben sollte, um sich gut auf den Boden legen zu können, sich auf die eigene Wahrnehmung zu konzentrieren, eine Weile tief zu atmen und die dadurch aktivierten Gefühle zum Ausdruck zu bringen; anders gesagt, abhängig davon, was zum Ausdruck drängt, zu weinen, zu brüllen und zu schreien, Bewegungen der Wut zuzulassen, zu trauern, zu schmerzen, zu lachen und sich lustvoll zu räkeln, zu dehnen und zu strecken und mit den Gefühlsentladungen die dazugehörigen Erlebnisinhalte zu erinnern, anzunehmen und zu verstehen. Ganz wichtig ist, dabei nichts Bestimmtes zu wollen, sondern jeweils dasjenige zuzulassen, das sich meldet, wenn man sich hinlegt, auf Selbstwahrnehmung einstellt und sich durch vertiefte Atmung emotional aktiviert. Der Gefühlsausdruck führt dazu, dass der emotionale «Muskelspeicher» entlastet und für die energetische Aufnahme sexueller Erregung frei gemacht wird. Je mehr sexuelle Ladung dann nach vorheriger Stressentladung ermöglicht wird, desto größer kann auch die Lust der Entladung werden und infolgedessen eine möglichst umfassende, ganzkörperliche Entspannung. Wer im Stress ist, Ärger und Kummer hat, sollte dadurch nicht sein sexuelles Lustpotenzial dämpfen lassen, sondern sich möglichst vorher verbal und emotional abreagieren.

5. *Tiefenatmung* – eine ruhige, tiefe Atmung, die Bauch- und Brustatmung umfasst* – ist der beste und sicherste Weg, um Gefühle zu aktivieren. Dies trifft auch auf sexuelle Lust zu. Die Lust kann sich nur bei tiefer Atmung entfalten und wird bei flacher Atmung gebremst. Will man Gefühle kontrollieren und unterdrücken, muss man nur die Luft anhalten.

Dies tun leider auch viele bei sexueller Erregung: Sie atmen nur noch kurz und flach oder halten die Luft vollständig an. Im Grunde handelt es sich dabei um einen Schutzreflex, um zu hohe Erregung zu verhindern – ein Ausdruck von Lust- und Hingabeangst. Diese Angst, die den Hals eng macht und die Atmung und das Tönen einschnürt, soll verhindern, dass aufgestaute Gefühle früher Verletzungen durch die sexuelle Erregung mitgerissen werden.

Die wichtigste Erfahrung aus meiner psychotherapeutischen Praxis ist, dass unverarbeitete frühkindliche seelische Verletzungen und Beziehungsdefizite als erstarrte Gefühle im Körper somatisiert sind – als Muskelverspannung, als chronifizierte Körperhaltung, als körperliche Organbeschwerden, als funktionelle Gegenreaktion gegen emotional bedingte Bewegungsimpulse (z. B. Atem anhalten, Arme verschränken, Beine übereinanderschlagen, Fäuste ballen, mit den Füßen wippen, schnelles Zittern der Beine, Kopf einziehen, Schultern hochziehen). Den Atem anzuhalten ist eine der wesentlichen funktionellen Reaktionen, mit dem Ziel, affektiv hoch besetzte Erregung zu dämpfen. Aber eine hohe Erregung ist wichtig für sexuelle Lusterfahrung. Deshalb ist

---

* Die Einatmung beginnt mit dem Bauch und bezieht dann den ganzen Brustkorb bis hoch zu den Schlüsselbeinen ein (aufsteigende Welle); die Ausatmung beginnt mit dem Einsinken des Brustkorbes und erreicht dann den Bauch (absteigende Welle). Mit dem Einatmen kippt das Becken nach hinten, mit dem Ausatmen nach vorn.

die vertiefte Atmung beim Sex ein ganz wichtiges Transportmittel der Lust. Wem es nicht gelingt, beim Sex die Atmung tief und offen zu halten, dem ist körperpsychotherapeutische Hilfe anzuraten.

6. *Ton geben*, das heißt laut stöhnen und Lustschreie zulassen. Mit dem Öffnen der Kehle und dem Tönen bekommt die Lustenergie befreienden Ausgang auch nach oben. Der Lustwelle, die mit den rhythmisch-reibenden Bewegungen der Genitalien bzw. an den Genitalien beginnt und sich über Becken, Bauch und Brustkorb nach oben ausbreiten will, wird mit dem Tongeben gewissermaßen der «Korken» gezogen, so dass sie sich voll entfalten kann. Dies kann jeder an sich erfahren und erproben, indem er beim Erregungshöhepunkt die Luft anhält und verstummt oder weiter atmet und der Lust eine tönende Stimme gibt – der Unterschied wird jeden überzeugen. Leise zu bleiben ist ein Symptom der Sexualunterdrückung und lustfeindlichen Erziehung. Vielen fällt es schwer, Lustlaute von sich zu geben. Zu tief sitzen Einschüchterung und aufgenötigte Scham. Durch entsprechende Bemerkungen oder gar Vorwürfe und Ermahnungen etwa von Nachbarn oder Familienangehörigen wird diese Lusthemmung häufig noch bestärkt und auf diese Weise immer weiter verfestigt. Deshalb empfiehlt es sich, für sexuelle Aktivitäten Orte zu wählen oder Zimmer der Wohnung so einzurichten, dass man keine Scheu vor ungebetenen Zuhörern haben muss. Am häufigsten sind es ja die Kinder, die akustisch mitbekommen, was im Schlafzimmer der Eltern geschieht. Dann ist es sowieso das Beste, sie auch entsprechend zu informieren: «Wir machen Sex und wollen dabei ungestört bleiben. Wenn ihr Stöhnen und Schreie hört, dann haben wir ein besonderes Vergnügen dabei, auch wenn es manchmal etwas komisch oder bedrohlich klingen mag.»

Bei der Entscheidung, leise und heimlich sexuellen Verkehr zu haben oder die Kinder angemessen und altersgerecht aufzuklären, gibt es im Grunde keine wirkliche Wahl, weil man sich mit der Heimlichkeit nicht nur wichtiger Aspekte des Lusterlebens beraubt, sondern den Kindern auch die Vermittlung eines natürlichen Umgangs mit einer der wichtigsten Lebensäußerungen verweigert. Man darf heutzutage sicher sein, dass Kinder sowieso alles wissen, die Informationszugänge sind nicht mehr zu verhindern – und warum auch? –, aber die Qualität des Wissens und vor allem des Verstehens bleibt eine große Unsicherheit, die nur durch angemessene kindgerechte Offenheit der Eltern zu klären ist. Werden Kinder im Unwissen belassen – wobei sie mit Sicherheit doch etwas mitbekommen –, werden sie nur irritiert oder geängstigt, und so wuchern falsche Vorstellungen und Misstrauen gegen die Eltern. Hinsichtlich der oft bedrohlichen Phantasien von unwissenden Kindern darüber, was im Schlafzimmer ihrer Eltern vor sich geht, könnte ich viele Geschichten erzählen. Auch über den traurigen Umstand, dass sich Heranwachsende häufig kaum vorstellen können, dass ihre Eltern Sex haben, was auf eine erhebliche Kommunikationsstörung zwischen Eltern und Kindern hinweist.

Ich möchte betonen, dass sich die anzustrebende «Offenheit» natürlich nur auf die Inhalte bezieht, die sowieso nicht zu verheimlichen sind oder von den Kindern erfragt werden, keineswegs jedoch auf die Einbeziehung der Kinder in intime Einzelheiten. Sexualität ist keine öffentliche Angelegenheit, sie braucht den Schutz der Intimität nach außen, auch gegenüber den Kindern. Die Kinder sollten jedoch von Anfang an über Sexuelles ehrlich und gemäß ihrer Entwicklung informiert werden – auch darüber, welche Bedeutung Sex für die Eltern hat, wie gesagt, ohne dabei auf intime Details einzugehen. Es gibt keinen Zeitpunkt für «Aufklärung»;

wichtig ist vielmehr eine kontinuierliche Einbeziehung dieses wichtigen Themas in die Gespräche zwischen Eltern und Kindern. Darüber hinaus geht auch die Eltern die konkrete Sexualität ihrer heranwachsenden Kinder nichts an – auch hier ist die Intimität unbedingt zu schützen.

7. *Das frei bewegliche Becken:* Das freie Becken schwingt automatisch mit der Atmung. Beim Einatmen kippt das Becken nach hinten, die Lendenlordose der Wirbelsäule wird verstärkt, mit dem Ausatmen schwingt das Becken nach vorn, die Genitalien werden praktisch «in die Welt» gereckt. Sexuelle Unterdrückung und Einschüchterung in der Erziehung sowie eine aus unterschiedlichen psychischen Ursachen herrührende Lustangst haben bei vielen Menschen das Becken jedoch «steif» werden lassen. Das blockierte Becken bleibt steif in einer Linie mit Bauch und Oberschenkel und wird beim sexuellen Akt in dieser Gesamtheit bewegt. Die verbotene Zeigelust ist auch ein häufiger Grund, weshalb man «den Schwanz» einzieht und lieber versteckt, als ihn vorzurecken. Man stelle sich seitwärts vor einen Spiegel und beobachte die eigene Beckenbewegung mit der Atmung. Es empfiehlt sich, sich darin zu üben, das Becken unabhängig von Bauch und Oberschenkel mit der Atmung zu kippen. Einatmung: Das Becken kippt nach hinten, als würde der Hahn einer Waffe gespannt; Ausatmen: Das Becken schwingt nach vorn, als würde der Abzug gezogen und der Schuss könne sich lösen. Ich benutze einen Militaria-Vergleich, um das gesunde aggressive Potenzial der freien Beckenbewegung zu charakterisieren. Im blockierten Becken ist auch dieses energetische Potenzial – mit Entschiedenheit und Klarheit zuzustoßen und mit ebensolcher Energie empfangend entgegenzukommen – behindert. Deshalb ist es nicht verwunderlich, dass, wer mit Beckenübungen willentlich beginnt, sehr wahr-

scheinlich auch «Beckenwut» und «Beckenschmerz» aktivieren und mit den stoßenden Übungen Aggressionen über erlittene Behinderungen in der Sexualentwicklung und Kränkungsscham über erfahrene Abwertungen sexueller Regungen wiederbeleben wird. Die zurückgehaltenen Gefühle sind der Grund für die Beckenblockierung und stellen auch eine wesentliche Behinderung sexueller Lust dar. Diese Wechselwirkung ist ein gutes Beispiel dafür, wie Sexualerziehung, Gefühle, Körperlichkeit und sexuelles Erleben in einem ganzheitlichen Zusammenhang zu verstehen sind. Sexuelle Einschüchterung bedeutet Rückzug des Beckens und Versteifung seiner Beweglichkeit, und das wiederum verringert die mögliche energetische Ladung durch freie Beckenbewegung und infolgedessen auch die lustvolle Entladung.

8. Das Gesagte leitet über zum Vergleich körperlicher sexueller Funktion mit *«Pfeil und Bogen»*. Der Körper bietet die Spannkraft des Bogens, dessen «Sehne» durch die sexuellen Beckenbewegungen gespannt wird, bis mit dem orgastischen Pfeil die aufgebaute Spannung lustvoll und zielgerichtet «abgeschossen» werden kann. Der Aufbau der sexuellen Energie durch die Beckenbewegungen gelingt besser, wenn die Enden des «Bogens» gut verankert sind. Man suche also Möglichkeiten, sich mit den Beinen und Füßen und mit den Armen und Händen zu «erden» bzw. abzustützen. Die Füße und die Hände gegen die Wand oder das Bettgestell zu stemmen kann dabei sehr helfen. Auch entsprechende Stellungen – etwa mit den Knien abgestützt, im Stehen oder auf allen Vieren, mit den Händen gegeneinander gestemmt oder aneinander «festgekrallt» – sind Möglichkeiten, den «Bogen» gut zu spannen, mit dem «Abschuss» den eingespannten Körperbogen zu lösen und eine ganzkörperliche Entspannung zu genießen.

Diese Hinweise auf eine mögliche Verbesserung der Körperlust bieten ausreichend Stoff, die eigenen Möglichkeiten und Begrenzungen sexueller Lust und Entspannung zu reflektieren, den Bestand aufzunehmen und daran zu arbeiten. Statt die Lösung vom Partner zu erwarten, bieten sie gerade auch angesichts von Luststörungen jedem die Chance, etwas für sich selbst zu tun. Ein wenig prononciert kann man auch sagen, dass das Bemühen, körperliche Blockaden der Lustfähigkeit abzubauen und für die Förderung des sexuellen Erlebens bei sich selbst zu sorgen, den Einzelnen wesentlich unabhängiger von der Schönheit, der Geilheit und dem konkreten Sexualverhalten des Partners macht.

Was kann hilfreich
für die Beziehungslust sein?

1. Jeder ist selbst verantwortlich für die sexuelle Beziehung
Was auf der Ebene der Körperlust die gut geübte Masturbationsfähigkeit ist, ist auf der Ebene der Beziehungslust die Einstellung, seinen eigenen Beitrag für die gewünschte Qualität der Beziehung leisten zu müssen. Das Prinzip lautet: Ich bin nicht für die Lust des Partners, ich bin für die eigene Lust verantwortlich und für meinen Anteil an einer gelingenden lustvollen Beziehung. Ich bin auch nicht für das Verhalten des Partners verantwortlich und habe keine wirkliche Macht über dessen Verhalten.

Natürlich kann man versuchen, suggestiven und manipulierenden Einfluss zu nehmen – sei es mit Hilfe von Anregungen, Hinweisen, Bitten, Drohungen, Erpressungen oder der Ausnutzung der Schwächen und Wunden des Partners –, aber auf Dauer wird mit den Erwartungen, die an den anderen gerichtet sind, das Sexualleben nicht freier und «erlebnisreicher», sondern starrer und eingeengter und mit Unmut, Ärger, Angst und Enttäuschung belastet.

Um eine selbstverantwortliche Einstellung zu erreichen, muss man sich darin üben, eigene sexuelle Wünsche, Vorlieben, aber auch Ängste und Begrenzungen zu erfahren, ihre Bedeutung zu verstehen und sowohl das Gewünschte als auch das Abgelehnte zu kommunizieren. Wie soll ein Partner wissen, was man möchte und braucht, wenn man es selbst nicht weiß und nicht mitteilt? Freilich können Partner sehr hilfreich dabei sein, die eigene Entdeckungsreise zu unterstützen, um verschiedene Erfahrungen zu machen, aber man bleibt doch immer selbst der Autor seiner Sexualgeschichte.

2. Das Zwiegespräch als Vorspiel

Die unvermeidlichen sexuellen Verschiedenheiten zwingen einen gleichsam zur Verständigung und Abstimmung über die sexuelle Praxis. Unterschiede sind im Grunde stets eine verführerische Vorlage für Konflikte, Streit, Schuldzuweisungen und Enttäuschungen. Hinsichtlich der Fragen der Häufigkeit, des Ortes, der Stellungen, der konkreten Praxis, der Verteilung von passiv und aktiv, der Dauer, der Verwendung von Hilfsmitteln, der Frage der Verhütung etc. gibt es eine Fülle von unterschiedlichen Wünschen, Vorstellungen, Vorlieben und Abneigungen. Und dies nicht nur bei wechselnden Partnern, sondern auch in einer exklusiven Beziehung. Gerade bei ausschließlicher Monogamie ist die Gefahr der Gewohnheit ein Lustkiller ersten Ranges, weil die Unterschiede angesichts festgelegter Rollen oder infolge von Konfliktscheu und Harmoniestreben verleugnet bzw. nivelliert werden, mit der Folge, dass Dynamik und Abwechslung nicht mehr zustande kommen, oder weil man den Partner als Schuldigen braucht, dem man vorwerfen kann, dass er nicht so denkt, fühlt und handelt, wie man es selber möchte und auch insgeheim erwartet und wie man es natürlich auch als einzig richtig einschätzt.

Den Reiz eines Quickies oder Spontanficks einmal außer Acht lassend, wird es in der Regel ein Vorspiel geben, in dessen Verlauf sich erkennbare Spannungen zwischen den Partnern durch ein *Zwiegespräch* – wie es Michael Lukas Moeller entwickelt hat – klären und beseitigen lassen. Zwiegespräch meint hier, dass jeder nur von sich spricht und nicht über den anderen und auch nicht über etwas – für die Klärung von Verschiedenheiten ist diese Gesprächstechnik äußerst hilfreich. Da vereinbart ist, sich nicht zu befragen, nicht zu kritisieren, zu belehren oder zu bewerten, hat jeder die Möglichkeit, sich selbst zu reflektieren und ohne Furcht sich dem anderen mitzuteilen. Auf diese Weise kann man das eigene Befinden und die eigenen Vorstellungen gut artikulieren und erfährt Analoges vom Partner. Übereinstimmungen und Unterschiede werden deutlich. Ein Zwiegespräch bildet die Grundlage für Verhandlungen über das geplante sexuelle Geschehen, die zugleich das erotische Vorspiel beleben.

3. Verhandlungen über die sexuelle Praxis

Ich weiß, es klingt wenig romantisch und reichlich geschäftsmäßig, aber bei regelmäßigem Sex ist Verhandeln die beste Grundlage, um die Lust nicht mit Gewohnheit und Langeweile zu ersticken, sondern mit immer wieder neuen Konstellationen das Sexualleben abwechslungsreich zu gestalten und die unterschiedlichen Bedürfnisse, so gut es geht, aufeinander abzustimmen. Verhandlungen verlangen vom Einzelnen, eigene Einfälle, Wünsche und Phantasien zu entwickeln und die des Partners zu berücksichtigen. Variabilität erhält die Lust und die Beziehung. Große Unterschiede zwischen den Partnerwünschen und festgelegtes Verhalten machen dagegen auf mögliche Störungen aufmerksam, die der therapeutischen Beratung bedürfen oder einfach auch ein Hinweis darauf sind, dass weder die sexuelle Praxis noch die partnerschaftliche Beziehung des betreffenden Paars Lust und Liebe eine gute Chance geben, sich zu entfalten.

Unterschiede im sexuellen Verhalten lassen sich analysieren und im Falle einer Störung auch therapeutisch verändern. Dennoch wird es stets auch Verschiedenheiten geben, die sich nicht weiter analysieren und modifizieren lassen, über die man eben nur verhandeln kann, vorausgesetzt, beide haben gute Gründe, trotz aller Differenzen zusammenzubleiben. Ein häufiger Konflikt besteht beispielsweise darin, dass er häufiger Sex will als sie. Er könnte gekränkt und enttäuscht sein, sie könnte sich bedrängt fühlen und sich noch mehr zurückziehen. Er könnte Gründe haben, seine Probleme und Minderwertigkeiten zu sexualisieren, und sie könnte Gründe haben, ihre Ablehnung als Machtmittel zu gebrauchen. Dann sollten beide eine Therapie in Anspruch nehmen. Liegen solche Gründe aber nicht vor, gibt es nur eine Lösung, nämlich dass er sein Frequenzbedürfnis senkt und sie ihres erhöht, was bei einer geklärten Beziehung, die frei ist von Minderwertigkeit, Kränkung und Machtgelüsten, beiden nicht so schwerfallen wird. Und natürlich kann man gemeinsam herausfinden, was es ihm erleichtert, auch mal zu verzichten, und ihr ermöglicht, seinen Wünschen zu entsprechen. Ein guter Nebeneffekt ist, dass dieses Spiel mit Einsicht, Verzicht, Verführung, Zustimmung, Durchsetzung und allerlei Handel das sexuelle Erleben auffrischt und die Beziehung lebendig erhält.

Im gesunden Sexualleben verfügt jeder über eine große Bandbreite sexueller Aktivitäten, so dass es, Rücksicht auf die beiderseitigen Bedürfnisse vorausgesetzt, im Grunde kein größeres Problem sein dürfte, gut zusammenzufinden. Man muss sich nur mitteilen und verhandeln. Auf der Grundlage gegenseitiger Zuneigung und der Erfahrung, dass Sex in erster Linie dem körperlichen, seelischen und beziehungsdynamischen Wohlbefinden dient, ist die Chance gelingender Abstimmung sehr hoch. Und wenn nicht, liegen tiefere, ungeklärte, meist unbewusste innerseelische oder beziehungsdynamische Gründe vor, angesichts derer die Sexualität nur Mittel zu dem Zweck ist, ihnen die Möglichkeit zur Artikulation zu verschaffen. Dann hat man auch kein sexuelles, sondern ein Beziehungsproblem oder einen innerseelischen Konflikt.

4. Korrigierende Kommunikation

Sich mitzuteilen und über die geplante sexuelle Aktivität zu verhandeln ist ein wunderbares Vorspiel. Den Vergleich mit guten «Geschäftsbeziehungen» sollte man dabei nicht überstrapazieren, denn im Verlauf eines erotisch-sexuellen Geschehens entwickeln sich immer spontane Variationen zu der vorab abgesprochenen Dramaturgie.

Ist dieses Geschehen erst einmal in Gang gekommen, fällt es den Beteiligten meistens leichter, zu experimentieren, sich vom anderen anregen und mitnehmen zu lassen oder selbst etwas durchzusetzen: Das sexuelle Vergnügen verändert das Bewusstsein. In diesem Fall wird man mit oder ohne sprachliche Verständigung den Ablauf nach spontanen Einfällen und Gelüsten gestalten, durch Geschehenlassen und Mitmachen Zustimmung oder mit kleinen Hinweisen Ablehnung signalisieren bzw. Alternativvorschläge machen. Die dynamische Variabilität des Ablaufes bietet – so man will – Stoff genug für ein entspannt-genussvolles Nachspiel der Reflexion und Kommunikation über das Geschehene. So wachsen und reifen die sexuellen Erfahrungen mit dem Partner, was nächste Abstimmungen wieder erleichtern kann. Verständlicherweise werden Unstimmigkeiten kaum direkt, während des sexuellen Aktes, thematisiert, aber im Nachhinein, angesichts ausreichend zufriedener Entspannung, bietet sich die Gelegenheit, auch Kritisches oder Nichtgelungenes anzusprechen und die möglichen Zusammenhänge gemeinsam zu erforschen.

Im Folgenden fasse ich die Grundlagen einer «Lustschule» in Frageform zusammen. Die «Lehre» ergibt sich aus den Antworten, die jeder Einzelne für sich und seine Beziehung findet.

1. *Bin ich dem Sexualpartner liebevoll zugeneigt?* Ist meine Beziehung zum Partner wohlwollend, respektvoll, alles in allem auf positiver Grundlage und frei von Angst, Ärger, Hass, Kränkung und Rachegelüsten? Sind Distanzen und Abneigungen vorhanden, wird sich nicht viel Lust entfalten können. Die für eine lustvolle Entladung erforderliche Energie wird dann von den negativen Affekten und ihrer Zügelung absorbiert oder zum Abreagieren auf pervertierten Wegen verbraucht. Beziehungsklärung ist geboten, wenn real bestehende Diskrepanzen Verständigung und Kompromisse erfordern oder projektive Übertragungen aus frühen, belastenden Erfahrungen auf den Partner bestehen. Dabei muss die Relation erlebter Gefühle zum realen Anlass abgeglichen werden, um Übertragungsaffekte identifizieren zu können. Fällt die Reaktion heftiger aus, als durch den Anlass zu begründen wäre, ist der Verdacht auf übertragungsbedingte Reaktionen berechtigt. Zur weiteren Klärung ist dann therapeutische Hilfe empfehlenswert.

2. *Kann ich mich auf die Genitalien und den Geschlechtsakt in der Wahrnehmung und in Gedanken konzentrieren?* Oder bin ich von anderen Dingen und Inhalten abgelenkt? Dominieren

gerade konflikthaft besetzte Themen oder stressauslösende Erfahrungen meine Gedanken und Affekte? Dazu gibt es nur einen Rat: Willst du lustvollen Sex, gehe vorher auf die «Matte» – anders gesagt, kläre vorher deine Belastungen und Konflikte und bemühe dich, die damit verbundenen Spannungen emotional (d. h. energetisch) abzuführen. Mit Kummer und Sorgen lässt sich nicht gut ficken!

3. *Nehme ich mir / nehmen wir uns ausreichend Zeit für den Sex und bin ich / sind wir bereit, an der Qualität der sexuellen Begegnung zu arbeiten?* Der «Quickie» ist die Ausnahme von der Regel. Will man also guten Sex haben, zu dem immer auch Absprache, Vor- und Nachspiel gehören und natürlich ein möglichst lustvoll ausgedehnter Akt, braucht es Zeit, auf die man sich in der Planung einrichten sollte. Ungestörte und unbelastete Zeit schafft einen Freiraum, in dem sich lustvolles Geschehen entfalten kann, insofern dann Verständigung, Absprachen, Probieren, Experimentieren und gegenseitige Unterstützung in ausreichendem Maße möglich sind. Die Arbeit am sexuellen Erleben gehört zu jedem Sexualakt und zur Sexkultur der gemeinsamen Erfahrungen über den gesamten Zeitraum einer sexuellen Beziehung hinzu.

4. *Akzeptiere ich die Unterschiede und versuche mich abzustimmen?* Sexualität ist Abstimmung unterschiedlicher Vorlieben, Interessen, Bedürfnisse und Abneigungen. Das fordert von jedem Sexualpartner *Selbstwahrnehmung* («Weiß ich, was ich will?»), *Kommunikation* («Teile ich verständlich mit, was ich will und was nicht?»), *Verhandeln* («Unterschiede sind normal und bedürfen der Vereinbarungen und Kompromisse») sowie nachträgliche *Reflexion* («Was war gut, was nicht, was hat geholfen, was gestört? Was ist dazwischengekommen und welche neuen Erfahrungen sind gewonnen worden?»).

5. *Bin ich bereit, die Komplexität des Sexualverkehrs zu reflektieren?* Sexualität als ein ganzheitliches Geschehen bedarf der Beachtung der *Körperlust,* die durch aufgestaute Gefühle behindert werden kann. Dementsprechend gehört zu einer Lustschule vor allem Gefühlskunde mit der Lehre davon, wie man Gefühle entwickelt und zum Ausdruck bringt, aber auch, wann man sie zurückhalten und kontrollieren muss.

Die Beachtung der *Beziehungslust* erfordert vor allem ein Verständnis für die Beziehungskonflikte, die aus Übertragungen entstehen, also aus dem unbewussten Missbrauch des Partners für unerfüllt gebliebene mütterliche und väterliche Versorgung. Auch eine reife Partnerschaft wird Mütterliches und Väterliches ermöglichen und brauchen – der entscheidende Unterschied liegt in der Bewusstheit, dem Verhandeln und Begrenzen kindlicher Bedürftigkeiten. Die realen Konflikte, die in jeder Partnerschaft unvermeidlich sind, sollten sich unter Erwachsenen ohne größere Probleme lösen lassen oder führen bei prinzipiellen Unvereinbarkeiten zur folgerichtigen Trennung.

6. *Begreife ich Sexualität als integrierten Bestandteil meines Lebens?* Last but not least ist die Auseinandersetzung mit der eigenen *Lebenslust* und Seinsweise die Grundlage, um Sexualität zu kultivieren und im Zusammenhang mit natürlichen Vorgängen und Rhythmen sowie einer relativ freien Verhaltensdynamik zu verstehen. Aktivität und Passivität, Anspannung und Entspannung, Machen und Lassen, Geben und Nehmen, Fordern und Nachgeben, Ichbezogenheit und partnerschaftliche Zugewandtheit, Risiko und Verantwortlichkeit, Genuss und Verzicht bilden Pole, die im sexuellen Geschehen aufeinander bezogen werden müssen. Das bleibt eine lebenslange Aufgabe: spannend, faszinierend, anstrengend,

enttäuschend und befriedigend – vor allem aber unvermeidbar für jeden, der sich ernst nimmt und in Würde leben will.

Werden im Rahmen einer Lustschule Fragen des innerseelischen Erlebens, der Beziehungsdynamik und der Lebensform in den Mittelpunkt gestellt, verlieren «Probleme» wie Alter, Aussehen und körperliche Mängel an Bedeutung. Liebe und Lust sind vor allem innerseelische Vorgänge, an denen stetig und immer auch mit Erfolgschancen gearbeitet werden kann.

Erotisches Zwiegespräch und Verhandeln

Wenn sich der Sturm oder die spontanen «Brisen» verliebter Geilheit gelegt haben und die durchschnittlichen sexuellen Bedürfnisse im alltäglichen Zusammenleben nach Gestaltung verlangen, bekommen drei beziehungsdynamische Aspekte für eine befriedigende Sexualökonomie beider Partner große Wichtigkeit:

1. Sexuelle Bedürfnisse sind verschieden
Ein Irrtum, der in der Regel zu großen Enttäuschungen führt, besteht darin zu glauben, der Partner werde in seinen sexuellen Gelüsten mit den eigenen immer übereinstimmen. Jeder Mensch hat seine ganz individuellen Bedürfnisse, Vorlieben, Zeiten und Häufigkeiten für sexuelle Aktivitäten. Diese bei sich selbst zu kennen ist bereits eine «Wissenschaft» für sich und bedarf guter Wahrnehmung und der Reflexion spezifischer Befindlichkeiten – wie erst sollte der Partner genau wissen können, was man gerade selbst will, braucht oder am liebsten tun möchte.

Bei regelmäßiger sexueller Aktivität, was ja in jeder Hinsicht – beziehungsdynamisch und körperlich – von großem Wert ist, vermindert sich verständlicherweise oft die triebhafte Bedürftigkeit. Manche erleben das wie einen Verlust, vor allem wenn sie keine Erfahrung mit sexueller Beziehungskultur haben. Sie schieben dann nicht selten die Schuld auf den Partner, der an erotischer Attraktivität verloren habe, ohne zu realisieren, dass – wer gut ausgefickt ist – sein Sexualobjekt etwas nüchterner wahrnimmt und es sich nicht mehr zielgerichtet so schön und attraktiv sehen kann. Sexuelle Bedürftigkeit und Erregung sind gnädig gegenüber den menschlichen Mängeln, Fehlern und Schwächen. Wessen triebgesteuerte Wahrnehmungsverzerrung aber ernüchtert ist, der braucht einen anderen Einstieg in sein Sexualleben. Leider warten viele auf den nächsten «Anfall» spontaner Erregung oder sehnen sich nach den anfänglichen «wilden Zeiten» zurück, während sie jetzt klagen: «Ich warte und warte und habe so selten wirkliche Lust!» Wenn kein hormoneller oder energetischer Überdruck besteht, sind andere «Anmacher» gefragt, die kultiviert sein wollen.

2. Das erotische Zwiegespräch

Ein Sprichwort sagt: Der Appetit kommt mit dem Essen! Auf Sexualität bezogen, heißt die Aufgabe: sich Appetit machen. Dafür gibt es seit Jahrhunderten die Suche nach Aphrodisiaka und anregendem Essen. Kleidung, «Reizwäsche», Parfüme, Stimmungsmusik, ein erregendes Ambiente und in neuerer Zeit allerlei technisches Spielzeug und mediale Stimulationen können für äußere Anregung sorgen. Dafür gibt es einen riesigen Markt. Uns aber soll es hier um die inneren Anregungen gehen, die ein gutes, regelmäßiges Sexualleben ermöglichen und gestalten helfen.

Erotische Zwiegespräche können sowohl die Einstimmung als auch die notwendige Abstimmung ermöglichen.

Die Mitteilung, dass Interesse an sexueller Aktivität besteht, dass man körperlichen und seelischen Kontakt wünscht, sich wohlig entspannen möchte, kann praktisch das verbale Vorspiel eröffnen. Statt auf spontane Geilheit zu warten, wird sexuelle Erregung allmählich aufgebaut. Man kann und sollte seinen Wünschen, den Erwartungen und Vorstellungen Ausdruck verleihen. Ein Zwiegespräch lebt von den persönlichen Mitteilungen: wie es mir geht, was ich will oder nicht will, was ich mir wünsche, was ich gern hätte, was ich bekommen und was ich geben möchte, was ich ausprobieren will, aber auch, was mich stören oder behindern würde, was mich ängstigt, irritiert oder abtörnt. Bei jedem der beiden Partner muss die Bereitschaft bestehen, sich mitzuteilen, ohne den Partner kritisieren, belehren oder verletzen zu wollen und möglichst sogar, ohne ihn zu beraten oder zu befragen. Die autonome, ichbetonte Aussage ist die beste Grundlage, um die eigenen Vorstellungen und Bedürfnisse erst einmal selbst wahrzunehmen und in das Gespräch einzubringen.

Wenn man sich auf diese Weise ganz Intimes mitteilt, öffnet man sich bereits verbal und trägt zum gemeinsamen Erregungsaufbau bei. Gar zu hören, was der Geschlechtspartner für erotische Phantasien, Bedürfnisse und Wünsche hat, kann anmachen und das folgende gemeinsame Tun gut vorbereiten und abstimmen. Auf diese Weise lassen sich auch falsche Erwartungen klären und aus Unsicherheiten resultierende Ängste verringern oder sogar auflösen. Man erfährt und lernt zu akzeptieren, dass kein Tag wie der andere ist, dass sich auch die sexuellen Bedürfnisse in stetiger Veränderung befinden. Kein Sex ist wie ein anderer! Etwas zugespitzt formuliert: Jeder Sex ist eine neue Herausforderung, den Weg zur Lust zu finden, was mehr oder weniger gut gelingt, sich aber durch lustbetonte Vorgespräche und Absprachen immer verbessern lässt.

3. Erotische-sexuelle Zwiebewegung

In Ergänzung zu den von Michael Lukas Moeller entwickelten «Zwiegesprächen» bieten Dr. Ulrike Gedeon und ich «Zwiebewegungen» als körperbezogenen (nonverbalen) Austausch in Partnerseminaren an. Es geht darum, ohne sprachliche Verständigung einen Dialog durch Bewegung zu führen. Damit lassen sich die jeweilige Beziehungsdynamik und versteckte Konflikte hervorragend «auf die Bühne» bringen. Zudem sind für die meisten die Erfahrungen mit «Zwiebewegung» viel stärker emotional besetzt, wohingegen sie bei sprachlichen Mitteilungen eher dazu neigen, sich zu verstecken oder etwas vorzumachen. Der Körper lügt nicht!

Bei einer Zwiebewegung stehen sich die Beteiligten in der Regel in frei gewähltem Abstand einander gegenüber und verleihen durch Mimik, Gestik, Bewegungen und Handlungen dem aktuellen Befinden, soweit es die Partnerschaft berührt, Ausdruck. Möglichst soll dies bewegungsdialogisch abwechselnd, aufeinander reagierend, geschehen. Auf diese Weise lässt sich die Beziehung nonverbal diagnostisch gut erfassen, zugleich können Bewegungsangebote (etwa miteinander gehen, sich führen, sich umarmen, sich berühren und hänseln, gegeneinander kämpfen und miteinander spielen) eine therapeutische Wirkung entfalten.

Das Prinzip der Zwiebewegung lässt sich aber genauso für intime Stunden empfehlen. Eine erotische Zwiebewegung kann Vorspiel sein, um sich zu animieren, wechselseitig zu erregen und sich dabei aufeinander ein- und abzustimmen. Man kann beispielsweise angekleidet beginnen, das Entkleiden als Zwiebewegung zelebrieren und dann auch den sexuellen Akt wie in einem Bewegungsdialog vollziehen. Jeder von beiden kann via Bewegung und Handlung etwas ausprobieren und Angebote machen, auf die der Partner reagiert, indem er seinerseits weitere Angebote macht. Auf diese Weise entwickelt sich eine größere Bewusstheit hinsichtlich der eigenen Bewegungs- und Handlungsmöglichkeiten wie auch derjenigen des Partners. Die erotisch-sexuellen Bewegungs- und Handlungsimpulse treten deutlicher hervor (diagnostisch) und lassen sich durch Ausprobieren, gegenseitige Anregung und Mitnahme spielerisch erweitern (therapeutisch), mit dem Effekt, dass die körperlich-sexuelle und die psychisch-beziehungsdynamische Dimension auf eine wunderbare Art und Weise zusammengeführt werden.

Als Beispiel sei der Bericht eines Paares sinngemäß wiedergegeben:

«Stück für Stück haben wir unsere Kleidung abgelegt und uns nackt in verschiedenen Posen animiert. Dann haben wir, nackt wie wir waren, ein wenig getanzt und uns wechselseitig an verschiedenen Körperstellen berührt. Dabei haben wir alles ausprobiert, vom Streicheln, Massieren, Zwicken, Knuffen und Kitzeln bis zum schließlichen Berühren unserer Genitalien. Wir haben uns abwechselnd reibend erregt und dann verschiedene Stellungen ausprobiert (einmal von ihm und einmal von ihr vorgeschlagen). Dabei wurde bald spürbar, dass dieses Mal sie es war, die mehr Vergnügen daran fand, aktiv und dominant zu sein. Anschließend haben wir lange darüber gesprochen, wie es uns ergangen ist, was wir erlebt und gefühlt haben.»

4. Lustorientiertes Verhandeln

Im Orgasmus ist sich jeder selbst der Nächste. Auf dem Weg dahin ist der Partner förderlich oder hinderlich. Keiner kann dem anderen den Orgasmus machen. Wer enttäuscht ist, nicht zum Orgasmus gekommen zu sein, muss sich zuerst fragen, was ihn daran gehindert hat. Mit dem Partner kann man darüber sprechen, was dieser hilfreich dazugeben kann oder als störend lieber unterlassen sollte. Natürlich kann ein

Partner sich so unmöglich oder ungeschickt verhalten, dass man kaum eine Chance hat, orgastisch zu werden; dennoch bleibt die Verantwortung für die eigene Lust undelegierbar. In einem derart negativen Fall wird man sich also fragen müssen, weshalb man mit diesem Partner Sex überhaupt zulässt.

Lustorientiertes Verhandeln ist eine hervorragende Möglichkeit, die günstigsten Bedingungen und Wege für eine gute Lustwelle ausfindig zu machen. Wer sich keine Gedanken darüber macht, wie er am besten zur Lust gelangt, und mit den entsprechenden Möglichkeiten auch nicht experimentiert, wer die bevorzugten Wege und Wünsche nicht kommuniziert und in gleicher Weise auch die Lustwege des Partners nicht kennenlernen will und wer dann auch nicht bereit ist, hilfreich zu assistieren, für den wird Partnerschaft kaum eine wesentliche Bereicherung der eigenen Lust darstellen können. Eine beziehungsgetragene Lust veredelt den Sex und adelt die Partnerschaft. Liebevolle Zuneigung und hilfreiches Interesse am Vergnügen des anderen potenzieren die eigene sexuelle Spannung und vermehren die zur Verfügung stehende Entladungsenergie (durch «Herzensenergie»). Ist dies der Fall, kann man auch voll und ganz und vor allem schuldfrei im Orgasmus nur bei sich sein. Der gemeinsame Spannungsaufbau erlaubt den egoistischen Rückzug auf die eigene Lustentladung; bei zeitlich versetzten Orgasmen von einander zugeneigten und hilfreichen Partnern lässt sich im Orgasmus des anderen sogar noch ein zweiter Höhepunkt miterleben. Besteht Zuneigung und wohlwollendes Interesse aneinander, wird sich auch der Sexualakt in spontaner Dynamik entwickeln. Der eine folgt dem anderen und umgekehrt; wenige Worte und sparsame Gesten genügen, um sich in der sexuellen Begegnung abzustimmen. Dies setzt jedoch eine spontane Abstimmungsbereitschaft voraus, die ausschließlich aus sexueller Beziehungskultur erwächst.

Unsere Sexualität wird von vielen inneren und äußeren Faktoren beeinflusst. Diese vielfachen Zusammenhänge herauszufinden kann eine spannende, im Grunde ein ganzes Leben lang anhaltende Aufgabe sein. Die wichtigsten Unterschiede hinsichtlich der sexuellen Aktivität betreffen die Häufigkeit, die Verhaltenspole Aktivität und Passivität sowie die körperlich-seelische Spannung zwischen triebhafter Geilheit und dem Wunsch nach zärtlichem Körperkontakt.

Häufigkeit
Zwischen mehrmals täglich und gar nicht – die Unterschiede könnten nicht größer sein. Beide Extreme können qualvolle Störung bedeuten oder auch situativ angemessen, zumindest aber gut verständlich sein. Die Einflussfaktoren (z. B. Hormone, Gemütszustand, Gesundheitsstatus, Alter, Situation, Gelegenheit, Stress, Qualität der sexuellen Beziehung) sind vielfältig und unübersichtlich, so dass Absprachen und Verhandlungen nahezu ein Muss sind, um Verständigung und halbwegs auch Übereinstimmung erreichen zu können.

Beispiel:
A: Ich habe Lust auf Sex.
B: Mir ist heute gar nicht danach.
A: Ich würde gerne etwas tun, um dich umzustimmen. Oder: Ich würde gerne verstehen, was mit dir ist.
B: Ich habe noch vom letzten Mal genug. Du hast auf meine Wünsche gar keine Rücksicht genommen.
Oder: Ich hatte heute einen furchtbar stressigen Tag, ich habe mich so sehr geärgert.
Oder: Ich weiß auch nicht, ich bin einfach nicht aufgelegt dazu.

A: Dann lass uns darüber reden, was du willst und was ich gerne möchte.

Oder: Wie ich uns kenne, kann Sex gut helfen, dass du in einen entspannten Zustand kommen kannst. Ich will dich gerne bisschen zärtlich anfassen und kann dich auch etwas bedienen.

Oder: Ich mach dir mal ein Angebot, vielleicht stimmt dich das um.

Beide sind bemüht, ihre Verschiedenheit zu akzeptieren, möglichst zu verstehen, wie die unterschiedlichen Bedürfnisse begründet sind und – so gut es eben geht – Abstimmung zu erreichen. Trotz aller Bemühungen können jedoch Unterschiede in den sexuellen Bedürfnissen bestehen bleiben. Eine gute Partnerschaft lebt davon, Kompromisse zu finden, die betreffs der Häufigkeit darin liegen werden, dass sich der eine etwas zügeln muss und der andere etwas nachgeben wird oder auch Ersatzbefriedigungen, z. B. durch Masturbation oder auch durch Sex mit einem Dritten, akzeptiert werden. Wenn aus irgendeinem zwingenden Grund genitale Sexualität gar nicht mehr oder über längere Zeit nicht möglich ist, bedeutet das für die Partnerschaft eine Herausforderung. Wer einem Partner zuliebe auf dringende sexuelle Bedürfnisse verzichtet, wird die Folgen der Enthaltsamkeit zu verarbeiten haben, und wer sich auf eine verabredete oder heimliche Alternative einlässt, wird es mit den offenen Konflikten oder den schwelenden energetischen Folgen für die Paarbeziehung zu tun bekommen. Es gibt keine stets gültigen Ideallösungen, nur das redliche Bemühen, durch Verhandeln die Lustinteressen abzustimmen. Sexualität ist eine extrem wichtige Grundlage für eine Partnerschaft, aber nicht die einzige. Sexualität ist allerdings eine zentrale Funktion menschlichen Lebens, die mit und ohne Partnerschaft, innerhalb einer Beziehung oder außerhalb, gestaltet werden muss.

Aktiv und passiv

Sexualität bewegt sich immer zwischen Machen und Es-gemacht-Bekommen. Es gibt eine Fülle sexueller Handlungen, die man aktiv durchführen oder passiv geschehen lassen kann: berühren, streicheln, massieren, kneten, beißen und kneifen, küssen, die Genitalien berühren und stimulieren, lecken und blasen, eindringen und reinstecken, die Genitalien aneinanderreiben, ineinander bewegen, das Becken rhythmisch kippen, die Stellung wechseln, stöhnen, tönen, anfeuern, mit zärtlichen bis brutalen, liebevollen bis ordinären Worten verbal stimulieren und, und, und ... Wer auf einen Pol fixiert ist, hat ein Problem und braucht einen Partner, der kollusiv den anderen Pol besetzt. Daraus kann natürlich auch ein gutes Lustteam entstehen, es kann jedenfalls halbwegs funktionieren, es geht jedoch die lebendige Dynamik, das abwechslungsreiche Spiel zwischen den Polen, verloren und über kurz oder lang drohen einseitige Unzufriedenheit, Gewohnheit und Langeweile.

Sexuelle Aktivität ist ein Ausdruck gesunder Aggressivität. Es ist die angstfreie Fähigkeit, eigenen Bedürfnissen Ausdruck zu verleihen, Wünsche zu äußern, Vorschläge zu machen und zu handeln, sich im gewünschten Rhythmus zu bewegen, den Ablauf mitzubestimmen, wenn erforderlich, sich aber auch abzugrenzen oder Nein zu sagen.

Sexuelle Passivität hingegen ist ein Ausdruck des Hingabebedürfnisses. Es ist die angstfreie Fähigkeit, sich zu überlassen, zu vertrauen, loszulassen, geschehen zu lassen, mitzumachen, zu folgen und zuzustimmen. Gesundheit bewegt sich in wechselnden Bedürfnissen zwischen diesen beiden Polen. Die Vielfalt sexueller Spielarten entfaltet sich zwischen «Umlegen» und «Genommen werden». Wer fängt an? Wer liegt oben oder unten? Wer bestimmt den Rhythmus der Friktionen? Initiative, Aktion, Stellung, Rhythmus,

Tempo und Dauer sind Aspekte eines abwechslungsreichen Spiels, das sich in immer neuen Variationen von Machen und Zulassen entfaltet. Das Bedürfnis stärkerer Aktivität oder Passivität, das auch im Verlauf eines einzelnen Sexualaktes wechseln kann, folgt vielen Einflüssen. Es gibt Tage, da will man es wissen und sorgt aktiv für die eigene Befriedigung, und es gibt andere Tage, da lässt man sich gerne von der Erregung des Partners anstecken und mitnehmen. Auf dessen Lustwelle mitzusurfen kann nicht nur dem eigenen Vergnügen Flügel verleihen, sondern auch das Gefühl dankbarer Zuneigung festigen.

Wer sich auf den immer gleichen Ablauf in fixierten oder zugewiesenen Rollen festlegt, schränkt die situative Variabilität ein und beraubt sich wesentlichen Lustpotenzials. Unwissenheit, Unerfahrenheit und Scheu lassen sich allmählich überwinden, die Rollenfixierung bedarf zu ihrer Flexibilisierung in aller Regel therapeutischen Beistands. Denn wer immer den aktiven und dominanten Part übernehmen muss, der meidet Passivität vielleicht aus dem Grund, weil sie die unerfüllte und verleugnete Sehnsucht sowie alte Abhängigkeiten auf schmerzliche Weise wieder spürbar machen könnte. Und wer sich nur passiv überlassen kann, dessen autonome und egoistische Funktionen sind beschädigt; er ist gefährdet, die früh erlebte Repression in unglücklicher Weise auf den Sexualpartner zu verschieben. Andererseits könnte die besondere Intimität einer sexuellen Beziehung wesentlich dazu beitragen, das in der frühen Entwicklung auferlegte Verhalten abzubauen; dies setzt allerdings eine Verständigung über die Schwierigkeiten und Ängste voraus.

Zärtlich oder geil

Das häufigste Problem sexueller Abstimmung besteht in der ungeklärten, nicht selten auch unklaren Unterscheidung von zärtlichen und geilen Bedürfnissen. In der Beratungspraxis klagen vor allem Frauen darüber, dass ihr Wunsch nach Zärtlichkeit fast regelmäßig vom Partner auf missverständliche Weise als sexuelles Angebot oder Interesse gedeutet werde und dann auf beiden Seiten zur Enttäuschung führe. Selbstwahrnehmung und Selbstdeutung der Bedürfnislage sowie ihre angemessene Kommunikation sind deshalb unerlässlich.

Der Wunsch nach zärtlichem Austausch und der nach sexueller Aktivität stammen aus sehr unterschiedlichen seelischen Bedürfnissen. Der liebevolle Körperkontakt ist ein entwicklungspsychologisch ganz frühes Bedürfnis nach mütterlicher Zuwendung im umfassenden Sinn: Berührung transportiert Annahme, Bestätigung, Bejahung und sättigt ein narzisstisches Grundbedürfnis, das sich in der frühen Entwicklung in besonderer Weise sensorisch erfüllt. Dieses körperlich vermittelte Grundbedürfnis bleibt ein Leben lang erhalten – viele Aspekte des Wellnessbooms lassen sich auf diese Weise erklären. Wer unter «Muttermangel» zu leiden hatte, der wird besonders nach Körperkontakt lechzen. Bis heute ist der Kuschelwunsch eher bei Frauen als bei Männern beheimatet – was nicht nur den überlieferten kulturellen Rollenzuschreibungen zu verdanken ist, sondern vermutlich auch dem Umstand, dass Frauen den zärtlichen Möglichkeiten und Fähigkeiten körperlicher Zuwendung näher sind. Männer dagegen wehren meiner Erfahrung nach zärtliche Bedürfnisse sehr häufig ab, weil sie der Rolle des «Starken» gerecht werden wollen und den väterlichen Aufgaben der Ablösung von der Mutter näherstehen.

Genital-sexuelle Bedürfnisse hingegen sind entwicklungspsychologisch gesehen «jüngeren Datums» – ich vermeide die Bezeichnung «reifer», um möglichst keine Wertung aufkommen zu lassen; denn zärtliche und sexuelle Bedürfnisse sind gleichberechtigt, vom Anfang des Lebens bis zu seinem Ende. Der Beginn der genitalen Sexualität mit der Fähigkeit zur orgastischen Lust erfolgt im Verlaufe der Pubertät. Zärtliche Selbstberührungen der Genitalien lassen sich als Brückenerfahrung vom infantilen hin zum sexuell orientierten Körperkontakt verstehen. Gut versorgende Eltern werden ihre Kleinkinder häufig ganzkörperlich zärtlich berühren, streicheln, massieren und dabei auch die Genitalgegend nicht auffällig aussparen oder besonders betont «behandeln». Selbstverständlich muss ihr Zuwendungsinteresse auch zärtlich-liebevoller Natur sein und nicht eigener sexueller Bedürftigkeit entspringen. Das notwendige Berührungsverbot, das erwachsene Pflegepersonen gegenüber Kindern unbedingt einhalten müssen, bezieht sich auf ihre sexuelle Motivation. Sexuelle Handlungen an Kindern sind zu Recht unter Strafe gestellt, um das frühe Zärtlichkeitsbedürfnis des Kindes nicht für sexuelle Interessen Erwachsener auszunutzen und zu missbrauchen. Fehlleitung und spätere Verwechslung der Bedürfnislagen dürften häufig in der frühen unklaren oder zweideutigen Zuwendung durch die erwachsenen Pflegepersonen ihren Ursprung haben.

Ich kenne viele männliche Patienten, die jede zärtliche Berührung sofort sexualisieren, weil sie selbst keine frühe liebevolle Berührung erfahren haben und diese Erfahrung auch als erwachsene Männer scheuen, um nicht an den frühen Mangel erinnert zu werden. Ebenso kenne ich Patientinnen, die sich als immer wieder in sexuelle Handlungen verwickelt erleben – («Bin ich wieder im Bett gelandet») –, nur weil sie zärtlichen Liebkosungen und narzisstisch-aufwertenden Komplimenten geglaubt und diese gerne entgegengenommen haben. Sie schreien dann: «Hilfe, Vergewaltigung!» Und die Männer reagieren mit verärgerter Abwertung im Sinne von «Zickenalarm!», «Hab dich nicht so!», «Erst anmachen und dann nicht ausmachen!» In der Jugend ereignen sich diese entmutigenden «Spiele» besonders häufig. Einigen gelingt es nie, zärtliche und sexuelle Bedürfnisse gut zu unterscheiden.

In der Praxis sind zärtliche und sexuelle Bedürfnisse natürlich meistens verbunden, werden abwechselnd betont oder folgen aufeinander – zärtlich beginnend und in sexueller Lust endend oder sexuell beginnend und mit zärtlicher Dankbarkeit endend.

Auch der Aufbau geiler Lust kann zärtlich-ruhigere Phasen der Entspannung einschließen, ohne dass die sexuelle Erregung dabei abfallen muss. So kann man in den reibenden Bewegungen innehalten, ineinander verweilen, sich streichelnd liebkosen, anerkennende Zärtlichkeiten verbal austauschen und auf diese Weise den sexuellen Akt lustvoll verlängern. Die Zärtlichkeit streckt den Sex, oder die Geilheit reitet auf dem Herzen.

Das sexuelle Bedürfnis zeigt sich in einem drängenden, zielgerichteten, den Weg der Lust suchenden, durchaus egoistischen Streben. Der Partner wird zum Selbstobjekt der Lust. Dagegen sucht das zärtliche Bedürfnis eine im Grunde genommen unendliche wohlige Zuwendung und verschmelzende Zuneigung. «Herzensgefühle» sind berührend und verlangen nach liebevollem Austausch, der Partner ist das Objekt und Subjekt der Liebe. Man braucht den Partner, um lieben zu können und um geliebt zu werden. Liebe und Lust gehen nicht selbstverständlich zusammen, es ist eher ein Glücksumstand, wenn dies zusammentrifft und dann auch anhält. Häufig verliebt man sich, um zur Lust zu kommen – der Partner wird nicht wirklich geliebt, aber als Lustobjekt gebraucht. Oder man bietet sich zum sexuellen Gebrauch an in der Hoffnung, dann auch geliebt zu werden, was aber selten gelingt. Um Liebe und Lust zusammenzuführen und vereint zu halten, ist in aller Regel eine Beziehungskultur erforderlich, wie ich sie in diesem Buch beschreibe.

Beispiele für Verhandlungsgespräche

Voraussetzung für den Erfolg eines Verhandlungsgespräches ist die Tatsache, dass beide Partner miteinander Sex haben wollen und ihre Verschiedenheit prinzipiell akzeptiert haben. Daraus folgt: Wenn über Sex verhandelt wird, wird auch wirklich über Sex verhandelt, und er wird nicht missbraucht, um Übertragungen, Kränkungen, Ärger, Frust, Macht oder Beleidigungen auszutragen bzw. abzureagieren. Ist die Sexualität hingegen nur Mittel zu einem anderen Zweck, etwa von Strafe oder Bedrohung, oder ist sie mit Erpressungen oder gar Gewalt verbunden, dann sind keine Verhandlungsgespräche, sondern allenfalls eine Therapie oder gar strafrechtliche Verfolgung geboten.

1. Verhandlungsgespräch
Er: Ich habe Lust auf Sex.
Sie: Hm ...
Er: Ich würde dich gerne animieren.
Sie: Ich habe noch zu tun.
Er: Wann bist du fertig?
Sie: In einer halben Stunde.
Er: Kann ich noch etwas helfen?
Sie: Nein danke – es geht schon.
Er: Schön, ich habe schon meine Phantasien.
Sie: Da bin ich aber neugierig.

Beide wollen Sex miteinander, aber sie haben ein unterschiedliches Timing.

Das könnte auch anders laufen:

Er: Ich habe Lust auf Sex.

Sie: Nein, um Gottes willen.

Er: Immer dasselbe mit dir.

Sie: Mir ist einfach nicht danach.

Er: Dir ist nie danach.

Sie: Ach, du verstehst überhaupt nichts.

Er Ich gehe noch ein Bier trinken.

Selbst wenn beide Sex wollen – die ablehnende und vor-wurfsvolle Kommunikation lässt die Situation und das, worum es geht, unklar werden: Beziehungsfrust ist garan-tiert, und der Sex bleibt auf der Strecke.

2. Verhandlungsgespräch

Er: Ich habe Lust auf Sex.

Sie: Nein, bitte heute nicht.

Er: Was ist los mit dir?

Sie: Ich habe Kummer ... – das lässt mich nicht los, ich kann einfach nicht umschalten. Ich wäre heute keine gute Sexpartnerin.

Er: Hm, schade – willst du darüber mit mir reden?

Sie: Ja, später gern – wenn ich hiermit fertig bin.

Er: Sag mir bitte Bescheid.

Sie: Ja, okay.

Die Bedürfnisse gehen weit auseinander – hier Lust auf Sex, da der Kopf voller Sorgen –, das passt nicht zusammen, ist aber alltäglich. Er bedauert, muss aber akzeptieren und bie-tet Hilfe an, vielleicht auch mit der Motivation, dass nach einem hilfreichen Gespräch doch noch Sex möglich werden könnte. Sie ist entlastet, vermutlich auch aufgrund der Er-fahrung, dass ihr ein Gespräch mit dem Partner über ihre

Sorgen guttun wird und vielleicht auch zur Entspannung führt und sie dann doch noch Lust auf Sex bekommt.

Das könnte auch anders laufen:
Er: Wenn ich dich so anschaue, wird es wohl wieder nichts mit Sex.
Sie: Du bist unmöglich.
Er: Nein, ich will nur mal wieder richtig bumsen.
Sie: Das ist ja eklig! Du siehst doch, wie es mir geht.
Er: Eben, zum Davonlaufen.
Sie: Genau, was Besseres ist nicht zu erwarten von dir.
Er: Du vertreibst mich ja regelrecht.
Sie: Ich habe mehr Verständnis verdient.

Es bleibt unklar, ob es überhaupt um Sex geht, aber mit Sicherheit wollen sich beide verletzen. Beide sind Täter und Opfer. Er greift ihre Verstimmung auf und greift sie an. Sie erklärt ihn zum Ekel. Beide ärgern sich übereinander, sorgen damit für Distanz und opfern den Sex. Warum, bleibt unklar – hat aber mit Sicherheit nichts mit der angesprochenen Situation zu tun, die nur als Auslöser dient, um für irgendeinen alten Frust einmal mehr ein kleines Ventil zu öffnen.

3. Verhandlungsgespräch
Sie: Arbeitest du heute noch lange?
Er: Ich weiß noch nicht, eine Weile schon noch.
Sie: Wie kann ich dich vom Computer weglocken?
Er: Lass dir was einfallen.
Sie: Ach, komm schon.
Er: In zwanzig Minuten bin ich fertig.
Sie: Schön, ich werde dich überraschen.
Er: Vielleicht bin ich doch schon eher fertig.

Solche Differenzen wie die oben angesprochenen sind selbstverständlich. Beide machen einander jedoch keine Vorwürfe, sondern sind bereit, sich auf den Partner einzustellen und dabei die eigenen Interessen zu wahren. Verlockende Angebote helfen, einen sexuellen Kompromiss zu finden.

Das könnte auch anders laufen:

Sie: Wie lange willst du denn noch am PC hocken bleiben?

Er: Stör mich nicht!

Sie: Du hast gar keine Zeit mehr für mich.

Er: Aber ich mache doch wichtige Arbeit, das bringt Geld für uns beide.

Sie: Siehst du mich überhaupt noch?

Er: Jetzt hör schon auf mit dem Quatsch.

Sie: Heirate doch deinen PC.

Er: Du bist unmöglich!

Sie: Nein, du!

Was nutzen Vorwürfe? Sie vertiefen nur unvermeidbare Differenzen und verschärfen die Krise. Er ist gekränkt, weil sie seine Arbeit nicht würdigt. Wozu dient ihm die Kränkung? Sie ist gekränkt, weil er sie nicht beachtet. Wozu dient ihr die Kränkung? Die gegenseitige Kränkung ist das probate Mittel, aufgestaute frühe Kränkungserfahrungen zu vertuschen, die alten Verletzungen in den gegenwärtigen Konflikten zu reinszenieren und in vielen kleinen Portionen energetisch abzureagieren.

4. Verhandlungsgespräch

Sie: Ich weiß nicht, was mit mir los ist, ich habe überhaupt kein sexuelles Interesse zurzeit.

Er: Es muss doch Gründe geben.

Sie: Schon, aber ich kann es mir nicht erklären.

Er: Lass uns darüber reden. Mir ist das nicht gleichgültig.

Sie: Ich verstehe dich, aber ich habe keinen Zugang.

Er: Den werden wir schon finden. Seit wann geht es dir so?

Sie: Vielleicht eine Woche, ich finde keinen Anlass.

Er: Was war vor einer Woche?

Sie: Ich weiß nicht, Frau X ist in unser Team gekommen.

Er: Und?

Sie: Was und? Nun ja, sie ist so forsch und ehrgeizig, beim Chef hat sie, glaube ich, Eindruck gemacht.

Er: Und du?

Sie: Das hat mich schon geärgert – ich glaube, der fährt auf sie ab. Dabei hat sie noch gar nichts wirklich geleistet.

Er: Eifersüchtig?

Sie: Mein Gott, ja! Aber das ist doch blöd, wenn ich bedenke, was ich schon alles für die Firma geleistet habe.

Er: Da kommt eine Konkurrentin!?

Sie: Ich finde das ungerecht. Das kenne ich schon. Man rackert sich ab und andere ernten die Früchte.

Er: Wie?

Sie: Nun ja, meine kleine Schwester hatte immer Vaters Wohlwollen, praktisch für nichts, und ich hab mir immer so viel Mühe geben müssen (sie weint).

Er: ... ja.

Sie: Ich fange an zu verstehen ...!

Er akzeptiert ihre Situation und das sie belastende Problem. Beide wissen, dass es nichts bringt, einander Vorwürfe zu machen oder etwas zu fordern. Sie wissen, dass es irgendeinen Hintergrund geben muss, und begeben sich in eine gemeinsame Suchhaltung. Offensichtlich ist eine alte, tief sitzende Eifersucht und Kränkung durch die neue Situation am Arbeitsplatz bei ihr aktiviert worden und hat das sexuelle Interesse lahmgelegt. Ihr Weinen über die alte Verletzung führt zur Klärung und Entspannung. Sex wird bald wieder gut möglich sein.

Das könnte auch anders verlaufen:
Sie: Komm mir bloß nicht mit Sex!
Er: Was ist denn los?
Sie: Gar nichts, ich habe eben keine Lust.
Er: Und was soll ich machen?
Sie: Das weiß ich doch nicht.
Er: Ich brauche aber Sex.
Sie: Meine Güte, bist du ein Tier?
Er: Was habe ich dir getan?
Sie: Du lässt mich nicht in Ruhe.
Er: Soll ich etwa onanieren?
Sie: Mach doch, was du denkst!

Dasselbe Drama, nur eine andere Bühne! Sie sorgt unbewusst dafür, dass ihre aktivierte Kränkung auf keinen Fall bewusst wird, und schiebt ihren Frust auf ihren Partner, der darauf reinfällt und seinerseits mitspielt im Glauben, auf seinem Recht auf Sex bestehen zu können (das Recht hat er natürlich, aber die Realisierung kann nicht einfach eingefordert werden – für sein Recht muss sich jeder angemessen engagieren).

5.Verhandlungsgespräch
Sie: Ich bin heute richtig k. o. Das war einfach zu viel. Über Frau X habe ich mich ziemlich geärgert, sie hat schon wieder falsche Informationen rausgegeben, und ich musste es ausbaden. Ich nehme jetzt erst mal ein Bad, damit ich ein bisschen runterkomme. Kannst du inzwischen das Abendbrot vorbereiten?
Er: Ja, das geht! Ich mache auch den Salat.

216

Sie: Ich weiß nicht, ich bin heute so bedürftig. Es wäre schön, wir fänden noch etwas Zeit füreinander.

Er: Irgendwie geht es mir auch so, ich freue mich auf die Fußballübertragung, da kann ich am besten abschalten.

Sie: Wann ist das?

Er: Das wird etwa bis 22.00 Uhr gehen.

Sie: Na gut, ich werde mich noch etwas pflegen und dann noch lesen.

Er: Da darf ich mich auf eine schöne Frau freuen!?

Sie: Ach komm, ich brauche nur Zuwendung.

Er: Und ich!?

Sie: Sag, was du möchtest!

Er: Am liebsten noch etwas angefasst werden.

Sie: Das mache ich gerne.

Er: Ich weiß noch gar nicht, ob ich auch Sex will.

Sie: Wir werden sehen, Hauptsache, wir kommen erst mal zusammen.

Er: Okay – nimm dein Bad, ich mach das Essen, und wenn das Spiel zu Ende ist, komme ich zu dir.

Sie: Schön!

Beide haben ihre Bedürfnisse und ihr Timing. Sie akzeptieren das und sprechen darüber. Auch die Zuwendungsbedürftigkeit nach einem stressreichen Tag wird wahrgenommen und mitgeteilt. Mittels gegenseitiger Rücksichtnahme finden sie einen Kompromiss. Beide brauchen körperliche Zuwendung und Zärtlichkeit und sichern sich das zu. Vielleicht erwächst dabei noch Verlangen nach Sex – oder auch nicht. Sie werden sich darüber verständigen.

Das kann auch ganz anders ablaufen:

Sie: Ich bin so richtig k. o. Ich bin zu nichts mehr zu gebrauchen. Du musst heute das Abendbrot machen.

Er: Das passt mir gar nicht. Ich habe noch zu tun, und nachher will ich Fußball gucken.

Sie: Du bist wirklich keine Hilfe, wenn ich dich schon mal brauche. Dann können wir nur etwas aus der Konserve essen, und Salat fällt aus!

Er: Wofür werde ich denn bestraft?

Sie: Nein. Du hast überhaupt kein Verständnis mehr für mich.

Er: Dann ist der Abend wohl gelaufen?

Sie: Ich hätte mir etwas anderes gewünscht.

Er: Dreimal darfst du raten: Ich auch! Aber wenn ich dich so erlebe!

Sie: Jetzt bin ich wohl schuld?

Er: So ein Quatsch!

Sie: Mit dir kann man gar nicht mehr normal reden! Sei doch mal für mich da!

Er: Wie denn? Deine ewigen Vorwürfe hängen mir zum Halse raus!

Sie: Ach, lass mich doch zufrieden!

Beide kommen mit Frust nach Hause und benutzen sich zur Abreaktion. Sie arbeiten mit wechselseitigen Vorwürfen, individuelle Schwächen und vor allem unterschiedliche Interessen ausnutzend. Die Partnerschaft dient nicht mehr der Verständigung, der gegenseitigen Hilfe und Entspannung. Reale Belastungen des Alltags und anzunehmende innerseelische Konfliktspannungen werden nicht mitgeteilt und reflektiert, sondern zu affektiv besetzten Pfeilen zugespitzt, die abgeschossen werden, um einander zu verletzen. Die Partnerschaft wird mit psychischem Stress vergiftet, für den der jeweils andere nicht verantwortlich ist. Die Beziehung wird als Müllkippe unvermeidlicher realer Belastungen und unbewältigter innerer Spannungen missbraucht, Zärtlichkeiten oder Sex werden nahezu unmöglich.

Beispiele für Vorspiel-Zwiegespräche

Beide wollen Sex, das ist keine Frage mehr. Es geht um Paare, die regelmäßig Sex haben und nicht in der Routine die erotische Spannung verlieren wollen, die aber zugleich um ihre durchaus verschiedenen und wechselnden Gelüste und Bedürfnisse wissen. So kann jeder Sex zu einem einmaligen Ereignis werden, vorausgesetzt, man unterzieht sich der Mühe, die situativen Möglichkeiten zu erfassen und zu kommunizieren. Daraus kann sich jedoch ein hervorragendes, erregendes Vorspiel ergeben. Indem jeder seinen momentanen Phantasien und Wünschen Raum gibt, wächst die erotische Spannung, und mit der möglichen Verständigung und Abstimmung wächst die Chance, dass beide gut auf ihre Kosten kommen.

Ein solches Vorspiel-Zwiegespräch ist natürlich kein Muss – bei lustvoll eingespielten Paaren erfolgt die Abstimmung im sexuellen Geschehen fast automatisch. Da dies aber nicht selbstverständlich ist, zumal es von der jeweiligen Situation abhängige große Unterschiede in der Bedürfnislage geben kann, tut man sich und dem anderen in der Regel einen Gefallen, wenn man sich auch verbal abstimmt. Häufig wird einem dadurch auch erst bewusst, wonach einem selbst gerade der Sinn steht und wonach nicht. Solche Zwiegespräche erleichtern auch den Übergang vom Alltäglichen zum Besonderen, das Sex immer sein kann. Das sexuelle Geschehen ist dann nicht nur Geschlechtakt, sondern erregende Vorbereitung und Einstimmung, partnerbezogene Abstimmung, abwechslungsreicher dynamischer Vollzug und genüssliche Nachbesprechung. Auf diese Weise bleibt Sexualität ein besonderes Ereignis, das zwei bis drei Stunden Lebensqualität bedeuten kann und nicht nur einen in wenigen Minuten abgewickelten Fick.

1. Vorspiel-Zwiegespräch

Sie: Für heute habe ich mir etwas Besonderes ausgedacht.

Er: Was denn?

Sie: Lass dich überraschen.

Er: Dass du die Führung übernehmen willst, kommt mir gerade recht. Mir würde es gefallen, so richtig verwöhnt zu werden.

Sie: Daran habe ich zwar nicht gedacht. Ich wollte dich besonders scharf machen.

Er: Nun rück schon raus, was du vorhast ...

Sie: Schau mal ... (Sie zieht den Rock etwas hoch, und er bekommt halterlose Strümpfe zu sehen und dass sie keinen Slip trägt.)

Er: Wow – da läuft mir das Wasser im Munde zusammen.

Sie: Ja ... (Weiter kommt sie bei seinem erregten Zugriff nicht!)

Beide hatten anfangs durchaus verschiedene Bedürfnisse, ihr gelang es, ihn mit der erotischen Überraschung zu aktivieren. Ihr Angebot war für ihn überzeugend. Man darf ziemlich sicher sein, dass er im Verlauf des Geschehens auch noch sein Zuwendungsbedürfnis erfüllt bekommt.

2. Vorspiel-Zwiegespräch

Sie: Ich weiß noch nicht genau, wonach mir heute ist.

Er: Da geht es dir so wie mir. Aber ich möchte gern mit dir zusammenkommen.

Sie: Ja, am besten, wir fassen uns erst mal ein bisschen an. Ich mag es, wenn du mich so zärtlich streichelst.

Er: Ich weiß auch schon, an welcher Stelle.

Sie: Ich glaube, ich bekomme eine Gänsehaut.

Er: Das gefällt mir, daran merke ich, dass du erregt bist. Das macht mich an.

Beiden war noch nicht klar, wie sie ins «Geschäft» kommen, aber indem sie sich darüber mitteilen und erste Wünsche formulieren, entsteht erotische Spannung – und über den weiteren Ablauf wird man sich keine Sorgen machen müssen.

3. Vorspiel-Zwiegespräch

Er: Klaus hat mir einen Porno geliehen, der deutlich abweichen soll von den üblichen Darstellungen. Es werden echte Paare gezeigt, die nicht nur für die Kamera posieren, sondern auch echtes Vergnügen miteinander haben. Ich hab noch nie einen wirklichen weiblichen Orgasmus in so einem Film gesehen, alles nur Gemache und auf das Abspritzen der Männer fixiert.

Sie: Ich weiß nicht, das ist nicht so mein Geschmack.

Er: Mich macht das an, wenn es halbwegs echt ist. Ich würde es mir schon gerne ansehen, aber nicht allein. Vielleicht ist auch etwas für dich dabei?

Sie: Ich bin da anders als du. Neugierig darauf, wie es andere machen, das bin ich schon, aber das erregt mich nicht sonderlich, ich will lieber angefasst werden.

Er: Gerne – wir schauen uns den Film an, und ich fasse dich dabei an.

Ein gutes Beispiel, wie zwei Partner, trotz deutlich unterschiedlicher Bedürfnisse, doch gut zueinanderfinden können und beide auf ihre Kosten kommen. Vorwürfe machen, Macht ausüben wollen ist den beiden fremd – sie wollen guten Sex miteinander und sind für neue Erfahrungen offen.

4. Vorspiel-Zwiegespräch

Er: Du, ich habe ganz schönen Druck. Ich muss dich heute mal so richtig nehmen.

Sie: Ojh – das klingt ja scharf! Das gefällt mir auch, dass du mich so begehrst. Ich will aber nicht zu kurz kommen, ich brauche heute auch meinen Orgasmus. Kannst du mir noch zu Diensten sein, wenn du gekommen bist?

Er: Ich denke schon. Im Moment kann ich an dich noch nicht so sehr denken. Hauptsache – du stehst mir erst mal zur Verfügung.

Sie: Mein Gott, ja, das ist auch nicht so häufig bei dir.

Er: Ich weiß auch nicht, was mich so geil macht. Vielleicht sexualisiere ich etwas, hinterher bin ich vielleicht schlauer.

Sie: Also, lass uns jetzt nicht weiter philosophieren. Ich kann schon für mich sorgen.

Das Gespräch ist «hohe Schule» zwischen zwei selbstbewussten, autonomen Partnern, die sich gut wahrnehmen können und ehrlich mitteilen.

Ich kenne aus der Praxis zahlreiche Beispiele dafür, dass das Gespräch in einer solchen Situation ganz anders verläuft, zum Beispiel:

Er: Ich brauche mal wieder richtigen Sex.

Sie: Was soll das heißen? Haben wir sonst keinen «richtigen Sex»?

Er: Ich will, dass du mir richtig zur Verfügung stehst.

Sie: Bin ich etwa dein Sexobjekt? Ich lass mich nicht auf den Unterkörper reduzieren. Ich will als ganze Frau gemeint sein.

Er: Du meine Güte, mach es doch nicht so kompliziert.

Sie: Ich bin nicht kompliziert. Ich stehe nur nicht alleine für deine Gelüste zur Verfügung.

Er: Das tust du doch gar nicht.

Sie: Was denn sonst, beweis mir das Gegenteil.

Er: Ich wollte einfach nur mal ohne größere Probleme mit dir bumsen – keine Chance!

Sie: Dann stell es anders an!

Er: Ich fürchte, ich kann es dir nie recht machen.

In einem solchen Gespräch regieren Kränkung, Vorwurf, Machtkampf. Die sexuelle Beziehung wird missbraucht, um etwas Tiefersitzendes affektiv auszutragen, ohne dass die Inhalte bekannt wären und wirklich geklärt werden könnten. Vermutlich handelt es sich auch gar nicht um Beziehungskonflikte der beiden, sondern jeder hat seine innerseelischen (unbewussten) Konflikte, die in die Beziehung hineingetragen werden, auf der Suche nach Anlässen zur Abreaktion.

Die voranstehenden Zwiegesprächsbeispiele sind aus Gründen der Lesbarkeit reichlich kurz gehalten. Natürlich kann ein Vorspielgespräch tatsächlich in der demonstrierten Kürze ablaufen, es kann aber genauso gut deutlich länger, auch komplizierter oder entsprechend lustvoll ausgeschmückt sein. In diesen Fällen dient die verbale Erotik mehr dem Erregungsvorspiel (der beginnenden «Ladung»).

Beispiele für erotische Nachgespräche

Sich nach dem Sex über das Erlebte und Gefühlte mitzuteilen würdigt das gemeinsame Geschehen und auch den Partner. Die ausgetauschten Informationen können dazu dienen, dass lustvoller Sex auch weiterhin möglich ist; gegebenenfalls sind sie aber auch Hinweise darauf, was noch besser beachtet und bedacht werden könnte.

1. Nachgespräch

Er: Ich war heute richtig heiß, ich habe dich einfach so genommen und dabei wenig auf dich geachtet.

Sie: Du, das war gar nicht so schlecht. Es hat eigentlich gut gepasst, ich wollte gar nicht aktiv werden, und es hat mir gut gefallen, wie du mich genommen hast.

Er: Aber du bist ja gar nicht auf deine Kosten gekommen!?

Sie: Das war jetzt auch nicht so wichtig, ich bin ganz zufrieden.

Er macht sich Sorgen, dass er so egoistisch gehandelt hat, wird aber durch ihre Mitteilung entlastet. Das ist offenbar für beide wichtig: Er macht die Erfahrung, dass er ohne negative Folgen nur an sich denken darf – was ihm vermutlich eher fremd oder sogar verpönt ist –, und sie gewinnt Gefallen an Passivität, was eher nicht ihrer üblichen Einstellung entspricht.

Die Negativvariante dazu könnte so ablaufen:

Er: Ich war heute richtig heiß, ich habe dich einfach so genommen und dabei wenig auf dich geachtet.

Sie: Das hat mir gar nicht gefallen. Meine Wünsche sind auf der Strecke geblieben, ich finde das nicht gut, das möchte ich nicht öfter haben.

Er: Dann streng dich an, ich kann nicht immer auf dich warten – vor allem, wenn du so schwer oder widerwillig in Gang kommst.

Sie: Wir sind eben unterschiedlich. Das war bisher auch kein Thema. Irgendwie haben wir uns immer abstimmen können.

Er: Aber das macht keinen Spaß. Ich will dich einfach mal so nehmen können, ohne großes Gerede und Gezicke.

Sie: Na gut, aber was ist da los bei dir? Ich hab ja nicht wirklich was dagegen, aber nicht immer so, ich brauche ein längeres Vorspiel, vor allem Zärtlichkeit.

Er: Ich hatte es mal wieder nötig. Wir waren jetzt über eine Woche nicht zusammen, da stieg in mir der «Trieb». Da stand mir der Sinn nicht nach zärtlichen Gefühlen, sondern was anderes «stand». Ich bin ja, glaube ich, schon nach zwei Minuten gekommen.

Sie: Ich glaube, wir arbeiten im Moment zu viel, wir sollten uns wieder mehr Zeit füreinander nehmen.

Er: Mmh ... mal sehen.

Der Sex zeigt ein Problem auf und könnte zum Problem werden. Das sexuelle Miteinander ist durch Stress behindert. Der konkrete Ablauf lässt sie zu kurz kommen – die Beziehung wird belastet. Aber beide verhindern den Streit und vermeiden die gegenseitige Kränkung. Sie finden einen Ansatz, um ihre Verschiedenheit zu verstehen, und erreichen einen Kompromiss, der auf der Basis von mehr Zeit füreinander auch der sexuellen Abstimmung größere Chancen gibt.

2. Nachgespräch

Sie: Ich hatte heute keinen Orgasmus, obwohl ich gemerkt habe, dass du dich bemüht hast. Selbst die Stimulation am G-Punkt, die mich sonst so erregt, hat nicht viel gebracht.

Er: Ja, das habe ich mitgekriegt – was ist denn los?

Sie: Ich weiß auch nicht, irgendwie kann ich heute nicht loslassen.

Er: Wie ich dich kenne, beschäftigt dich noch was.

Sie: Nein ... was soll mich schon beschäftigen?

Er: Hmh? ...

Sie: Ich hab den ganzen Tag gefroren!

Er: Hmh! ...

(Nach einer Weile) Wenn du frierst, hast du zu viel von dir abgegeben und bist selbst bedürftig.

Sie (kuschelt sich an ihn und beginnt leise zu weinen)

Er: Ja ... (nimmt sie in den Arm)

Sie (nach einer Weile): Es ist doch immer dasselbe. Ich habe mich sehr bemüht, die Kollegen davon zu überzeugen, dass Lisa (ihre Schülerin) in Not ist. Ich habe geredet und geredet und bin praktisch nicht gehört worden – gelacht haben sie sogar, was ich mir wieder für Gedanken machen würde. Lisa sei nicht in Not, sondern verhalte sich unangemessen und müsse deshalb getadelt werden. Es ist zum Verzweifeln.

Er: Das trifft eine alte Wunde von dir.

Sie: Ja, ich werde nicht verstanden und nicht ernst genommen (sie weint wieder) – das war schon immer so.

Ihre Orgasmusschwierigkeiten resultieren aus einer aktivierten Kränkung. Das Nachgespräch hilft beiden: Sie versteht, dass ihre aktuelle Angst davor loszulassen mit schmerzlichen Erinnerungen verbunden ist, welche sie unbewusst zu vermeiden versucht. Sie macht sich keine falschen Vorwürfe aufgrund einer vermeintlichen Hingabestörung, sondern es gelingt ihr, das Problem mit seiner Hilfe in einen Gefühlsausdruck zu übersetzen. Er muss nicht befürchten, nicht gut genug gewesen zu sein, sondern erfährt und begreift, dass es nicht an ihm lag, wenn sie nicht zur vollen Lust gekommen ist. Zu Recht kann er sich als hilfreichen Begleiter bei der Suche und Klärung ihrer Schwierigkeiten verstehen, was ihn persönlich narzisstisch bestätigt und die Beziehung stärkt.

3. Nachgespräch

Er: Das war aber richtig gut heute. Ich hatte vielleicht einen Orgasmus. Mit deiner Geilheit hast du mich richtig angemacht. Ich habe gemerkt, wie ich immer erregter geworden bin.

Sie: Und ich habe mich von dir mitnehmen lassen. Du warst so bestimmt und hast so aggressiv geschaut, das hat richtige Schauer in mir ausgelöst.

Er: Ich habe deine «Gänsehaut» gespürt, da wusste ich, dass du gut drauf bist. Und dann hast du ja auch gleich die Stellung gewechselt und den Rhythmus bestimmt. Das war großartig. Ich habe dich in deiner Geilheit beobachtet, dabei wäre es mir schon fast gekommen.

Sie: Das war gut, dass du noch ein bisschen durchgehalten hast, so konnte ich dann richtig gut kommen.

Er: Ich bin dir ja so dankbar, dass du so mitmachst.

Sie: Ja, das ist auch gut für mich.

Guter Sex für beide, im Wechsel von Körperlust und Beziehungslust. Deutlich wird, wie ansteckend Lust wirkt – wie jedes echte Gefühl – und dass das eigene Vergnügen auch von der Aktivität und Bereitschaft des anderen abhängt. Gemeinsame Lust ist doppelte Lust. Das Nachgespräch regt mit Sicherheit dazu an, die Lust nicht zu verbergen, sondern sie zu zeigen, um sich gegenseitig zu animieren und zu bestätigen.

4. Nachgespräch

Sie: Was war denn los heute? Du wirkst so gequält.

Er: Ich konnte nicht richtig kommen. Die Erregung war ganz flach, ich hatte keinen Samenerguss.

Sie: Ja, das habe ich bemerkt. Ich wollte auch nicht, dass du dich so anstrengst. Lass uns darüber reden – es wird schon einen Grund geben.

Er: Ich hatte auf guten Sex gehofft, um mir etwas Gutes zu tun. Das war wohl nichts!

Sie: Nun mach es nicht noch schlimmer. Es gibt keinen Grund, dich so abzuwerten.

Er: Verdammt noch mal, das ist doch blöd. Du brauchst gar nicht so gönnerhaft zu sein. Du hast doch allen Grund, dich zu beklagen.

Sie: Nun mal langsam. Es ist doch nicht die Regel, dass du nicht richtig zum Abschluss kommst. Was soll ich dich beschimpfen, bevor ich weiß, was los ist.

Er: Nichts ist los! Einsargen kann ich mich lassen!

Sie (schweigt)

Er: Das siehst du wohl auch so?

Sie: Komm, hör schon auf damit.

Er: Ich glaube, wenn ich nicht mehr richtig kann, bin ich auch nichts mehr wert.

Sie: Das ist eine harte Aussage! Stimmt das denn wirklich?

Er: Du weißt, wie wichtig mir Sex ist, ich hab mich immer darüber definiert.

Sie: Ja, das weiß ich, aber du hast es doch bereits selbst in Frage gestellt.

Er: Ja, schon, aber es trifft mich doch hart. Ich glaube, ich muss nicht nur mein Sexualleben neu definieren, sondern den bisherigen Sinn und Wert meines Lebens in Frage stellen.

Sie: Nicht gleich wieder so dick auftragen, aber es ist schon ein Thema für uns beide, wir sind eben nicht mehr vierzig.

Hier liegt offensichtlich kein aktueller Konflikt zugrunde, sondern ein prinzipieller, struktureller. Er ist durch das sexuelle «Versagen» schwer narzisstisch gekränkt und in Gefahr, seinen Unmut an ihr auszulassen, indem er sie mit Selbstvorwürfen quält. Sie hält stand, lässt sich nicht von ihm in einen Konflikt verwickeln und führt das Gespräch zu einer tieferen Erkenntnis: Mit dem Älterwerden stehen die narzisstischen Werte, die Lebensform in Frage – was symptomatisch in einer sexuellen Funktionsstörung aufscheint. Das Nachgespräch führt aus der Sexfalle heraus, hin zu einer allgemeinen kritischen Reflexion angesichts der sich verändernden Lebensumstände.

5. Nachgespräch

Sie: Das war nicht gut heute!

Er: Was meinst du, was war nicht gut?

Sie: Du bist viel zu schnell gekommen, ich hatte gar keine Chance mitzuhalten.

Er: Ich kann nicht immer auf dich warten.

Sie: Was ist denn los mit dir?

Er: Was soll denn los sein? Ich bin nicht zuständig für deinen Orgasmus.

Sie: Du hast so losgerammelt, als wenn du mich niedermachen wolltest.

Er: Ja, das war mal nötig!

Sie: ... was?

Er: Ich denke eben mal an mich, du tust es ja schon lange nicht mehr.

Sie: Was soll das heißen? Bin ich deine Mama?

Er: Jetzt reicht es aber, hör bloß auf.

Sie: Ja, das willst du nicht hören.

Er: Du bist ja so blöd!

Sie: Und dann soll ich auch noch stillhalten, damit du abbumsen kannst – das war das letzte Mal.

Er: Jetzt zeigst du dein wahres Gesicht, du verstehst mich überhaupt nicht.

Sie: Was soll ich denn noch verstehen?

Er: Ach, lass es doch.

Ein Nachgespräch, das im offenen Konflikt endet. Es wird deutlich, dass es nicht um Sex geht, sondern über den Sex ein ernstes, tief greifendes Beziehungsproblem ausgetragen wird. Sie fühlt sich missbraucht (und wird es auch), er fühlt sich unverstanden und abgelehnt – und so geschieht es auch. Man darf annehmen, dass beide von Übertragungen aus leidvoller Frühgeschichte geplagt sind, dies aber nicht erkennen wollen, sondern den Partner provozieren und dazu missbrauchen, sich abzureagieren. Beide brauchen Hilfe.

Ein Plädoyer für die Lustschule

Eine Konfliktlage vieler Partnerschaften lautet: Unser Sex war mal ganz «gut», aber jetzt macht es gar keinen Spaß mehr, oder wir haben damit nur Ärger. Fragt man nach, was eigentlich mit «gut» gemeint sei, gehen die Meinungen weit auseinander: «Er war so zärtlich und aufmerksam», «Sie war gerne bereit», «Wir haben viel ausprobiert», «Es war alles so neu», «Wir waren ganz unerfahren», «Wir wollten gerne ein Kind haben», «Endlich jemand, der für mich da war», «Nur weg von zu Hause!», «Ich war begehrt», «Wir kamen nur selten zusammen, weil wir entfernt voneinander wohnten», «Sie hat mich gut behandelt», «Ich war immer gut versorgt», «Endlich hat mir jemand zugehört», «Wir konnten uns gut unterhalten», «Ich war so stolz», «Ich fühlte mich so wertvoll», «Es hat Spaß gemacht, so zusammenzusein». Aussagen dieser Art weisen auf eine Beziehungssehnsucht, eine Bedürftigkeit, auf Hoffnungen und Erwartungen, Wünsche und Defizite hin. Körperliche Lustvorgänge werden im Grunde gar nicht erwähnt. Darauf angesprochen, erhält man ausweichende, verständnislose Antworten und trifft auf Blicke voller Fragezeichen. «Wie war es denn mit der

Lust?» – «Ja, schön!», oder: «Ganz gut!», ohne dass die Qualität differenziert mitgeteilt werden könnte. In den Aussagen über sexuelles Handeln werden vorwiegend innerseelische und beziehungsrelevante Mangelzustände transportiert. Das muss im Laufe der Zeit zu Ernüchterung und Enttäuschung führen, da nicht alle diese Bedürfnisse mit Sexualität befriedigt werden können.

Ich habe im vorliegenden Buch immer wieder darauf hingewiesen, dass die Sexualität durch Beziehungserleben wesentlich verbessert (aber auch behindert werden kann); dass Sexualität praktisch gelernt werden muss, und zwar körperlich, seelisch und beziehungsdynamisch. Körperlich geht es um den muskulären Freiraum für energetische Ladung, psychisch um die Konfliktbefreiung und in der Beziehung geht es um die Zurücknahme von Übertragungen aus belastenden frühen Beziehungserfahrungen mit den Eltern. Damit sind die wesentlichen Inhalte einer «Lustschule» auf den Punkt gebracht. Ihnen gerecht zu werden ist eine lebenslange Aufgabe, aber auch eine lohnende und sinnvolle Orientierung für ein lustvolles und liebevolles Leben.

Schaut man sich die genannten Metaphern für guten oder schönen Sex daraufhin noch einmal an, dann wird deutlich, dass in vielen Fällen lustvolle Sexualität wohl nie gelehrt und gelernt wurde, sondern dass das sexuelle Zusammenkommen im Dienste vielfacher Bedürfnisse steht. Sexualität ist stets mit dem Risiko verbunden, dass im Innenleben abgelagerte Konflikte reinszeniert werden mit der tragischen Verschiebung eines Defizits oder Problems auf den Partner. So wird Sexualität entehrt und missbraucht und ein wesentlicher Teil an Lebensqualität zerstört. Die Tatsache, dass Menschen sexuell missbraucht werden können, ist in unserem Denken sehr präsent, im Grunde wird jedoch kaum zur Kenntnis genommen, wie viel häufiger Menschen ihre

Sexualität und die des Partners missbrauchen. Ich will das an einem immer wiederkehrenden Beispiel illustrieren:

Man und Frau sind auf vielfache Weise verschieden – von einer Unisex-Ideologie etwa feministischer Provenienz wird das geflissentlich geleugnet. Die bestehenden Unterschiede werden dann oft nicht respektiert, gar nicht zur Kenntnis genommen und natürlich auch nicht besprochen, mit der Folge, dass es zu gravierenden Störungen und Defiziten in der Partnerschaft kommt. Ein «Schlachtfeld» entsteht beispielsweise dann, wenn sie sich verweigert («Keine Lust», «Zu müde», «Migräne», «Menstruation», «Nicht schon wieder», «Du willst immer nur das Eine», «Du meinst mich gar nicht» etc.) und damit enorme Macht ausübt (sie hat den Mann am Schwanz!). Was nun? Entweder wird er betteln, sich um ihr Wohlwollen bemühen – und setzt damit sein «Mutterbediener-Syndrom» fort –, oder er wendet sich über kurz oder lang anderen Frauen zu oder greift gar zu Gewalt und macht sich damit natürlich schuldig! Beide aber, Frau wie Mann, missbrauchen in diesem Fall Sexualität zur Abwehr und Kompensation von inneren Spannungen und Kränkungen. Hätte sie hingegen Lusterfahrung gelernt, gäbe es praktisch keinen Grund, sich zu verweigern – und wäre ihm Lusterfahrung (abgelöst von der Mutter!) erlaubt, hätte er keinen Grund mehr, sich so behandeln zu lassen und sich dabei selber Schuld aufzuladen. Vergleichbares gilt für den Fall des respektlosen bzw. gewalttätigen Sexes. Hätte er liebevolle Lust – Sex und Beziehung – gelernt, würde er sein Verhalten selbst als abnorm identifizieren, und wenn sie in ihrem Selbstwert bestätigt worden wäre, würde sie sich nicht auf diese Weise entehren lassen. Sexuelle Verweigerung und Gewalt sind die tragischen, kriminellen Symptome des Missbrauchs von Sexualität im Dienste der Verleugnung innerseelischer Not.

Eine «Lustschule» kann sowohl präventiv als auch therapeutisch dazu beitragen, den Missbrauch von Sexualität zu beenden und Sexualität als ein zentrales Hilfs- und Heilmittel zu erlernen.

Mit Sexualität als biologischer Verpflichtung und als Menschenrecht darf jeder Einzelne gemäß seiner Verantwortung umgehen. Kriminelles sexuelles Verhalten dagegen steht zu Recht unter Strafe. Zu einer partnerschaftlichen Beziehung gehört eine Verständigung über die Praxis der Sexualität. Eine solche Verständigung muss verbindlich sein, natürlich unter Berücksichtigung dynamischer Veränderungen. Vereinbarungen müssen immer wieder neu getroffen werden. Wird Sexualität in einer Partnerschaft in irgendeiner Weise gegen den Partner verwendet – durch Verweigerung, Ablehnung, als Machtmittel, zur Strafe oder Belohnung, als Kränkung, zur Abwertung und Demütigung, als Nötigung und Gewalt, als Droge –, ist die Grundlage einer gesunden Beziehung zerstört. Wer darunter leidet, sollte sich aber nicht nur beklagen, in einem demokratischen Rechtsstaat und einem System sozialer Dienste sind immer Abhilfen möglich. Kein davon betroffener Partner muss sich das gefallen lassen und jeder ist moralisch verpflichtet – in schwerwiegenden Fällen auch juristisch verantwortlich –, die Würde des Partners zu wahren. Nach meiner Erfahrung – die hoffentlich etwas einseitig sein mag – sind wir darin ein «Entwicklungsland» auf relativ primitivem Kulturniveau.

ZUSAMMENFASSUNG

Abschließend will ich die wichtigsten Aussagen in einigen Punkten zusammenfassen. Dabei werden Aspekte der «Lustschule» genannt, die man beachten und üben kann, es wird aber auch die ganzheitliche Perspektive eines erfüllenden Sexuallebens gewürdigt, in dem Sex und Beziehung – Lust und Liebe – zusammengeführt sind.

1. Sexualität ist eine der wichtigsten, natürlichsten und angenehmsten Möglichkeiten zur energetischen Regulation und zur ganzheitlichen Entspannung
Wir sind mit einer Lebensenergie ausgestattet, deren freier «Fluss» uns gesund erhält. Energetische Regulationsstörungen (Über- oder Unterladungen, Blockaden) bilden eine wesentliche Ursache von Beschwerden und Erkrankungen. Die Beachtung energetischer Lebensprozesse ist die Basis für eine «energetische Medizin», auf deren Grundlage bereits verschiedene Spezialgebiete der Medizin arbeiten (z. B. Homöopathie, Akupunktur, Neuraltherapie, Osteopathie, Orgontherapie, Psychotherapie, insbesondere Körperpsychotherapie). Die Medizin der Zukunft wird das Energiekonzept noch wesentlich mehr beachten und erforschen müssen.

Wir reichern unsere Lebensenergie durch Atmung, Nahrung und Sonnenlicht an und verbrauchen Energie durch Bewegung, Arbeit, Gefühlsausdruck, Stoffwechselprozesse, Sexualität und durch Erkrankungen und ihre Bekämpfung.

Der Energiefluss kann körperlich (z. B. durch Muskelverspannungen), psychisch (z. B. durch Angst), sozial (z. B.
durch Kränkungen) und spirituell (z. B. durch Schuldgefühle im Rahmen eines strengen Welt- oder Gottesbildes)
behindert werden. Sexualität ist eine hervorragende Möglichkeit, den Energiefluss zu regulieren.

*2. Sexualität ist ein ganzheitliches Geschehen, das körperliche, psy-
chische, soziale und spirituelle Aspekte integriert*
Das stimmige Zusammenspiel der verschiedenen Ebenen
des ganzheitlichen Vorgangs ermöglicht die beste Energieentladung, von der die Qualität der Lust bestimmt wird. Auf
jeder Ebene kann es zu Störungen des lustvollen Entladungs-
vorgangs kommen.

Körperlich ist ein Zustand optimal, der keine organischen
(vor allem muskulären, aber auch durch Narben und Er-
krankungsherde verursachten) Blockaden des Energieflus-
ses bedingt. Vor allem durch Sexualität kann Energie körperlich voll aufgeladen, gehalten und frei strömend entladen
werden.

Seelisch ist ein Zustand optimal, der frei von psychischen
Konflikten ist, wie sie sich etwa in Ängsten, depressiven Verstimmungen, Zwängen u. a. ausdrücken können.

Sozial ist ein Beziehungsgeschehen optimal, das frei von
Kränkungen, Misstrauen, Rache oder Machtgelüsten, frei
von übertriebenen Erwartungen und Enttäuschungen ist.
Kurz und positiv ausgedrückt: Die Beziehung sollte von liebevoller Zuneigung getragen sein.

Spirituell ist ein Weltbild optimal, das Sexualität bejaht,
gegenüber natürlichen Empfindungen weder Schuld noch
Scham kennt und das eigene Handeln in einer höheren, ra-
tional nicht mehr erfassbaren Ordnung eingebettet erlebt.

3. Sexualität ist ein lebendiger Prozess, der vor allem Lust ermöglicht

Lust ist die beste Grundlage, um die Last der Fortpflanzung und Kinderbetreuung annehmen und über viele Jahre aushalten zu können.

Lust ist die angenehmste Verführung, sich für die eigene Gesunderhaltung zu engagieren. Die energetische Regulation durch lustvolle Sexualität ist ein wichtiger Bestandteil der Salutogenese.

4. Sexualität ist Arbeit

Wir sind mit sexuellen triebhaften Bedürfnissen und Instinkten ausgestattet, die allein aber noch keine gute Sexualität gewährleisten. Erziehung, kulturelle Normen und soziale Verhältnisse nehmen auf die Entfaltung der Sexualität erheblichen Einfluss. Deshalb müssen die Voraussetzungen für Körperlust und Beziehungslust gelehrt und geübt werden. Wer darin keine hilfreiche Lehre als Kind erfährt, muss sie sich als Erwachsener in eigener Verantwortung organisieren. Dabei müssen wir zwischen Kenntnissen hinsichtlich Sexualpraktiken und -techniken und den Voraussetzungen zur Lustentfaltung unterscheiden. Geschlechtsverkehr an sich garantiert noch kein Lusterleben. Körperlust und Beziehungslust sind dynamische Prozesse, an denen lebenslang gearbeitet werden muss. Unerlässliche Voraussetzungen dafür sind Selbstwahrnehmung, Experimentieren, Reflektieren, Kommunizieren und die emotionale Verarbeitung von Erlebtem.

5. «Orgastische Potenz» ist das Maß für Lust und Entspannung

Orgastische Potenz ist durch das ganzheitlich-integrierte Geschehen von körperlichen, seelischen, sozialen und spirituellen Vorgängen determiniert und bedarf ständiger «Arbeit» im oben beschriebenen Sinn. Orgastische Potenz ist das Maß für die erlebbare Lust und damit auch für die erreichbare Entspannung. Lust ist nicht selbstverständlich; sie geschieht nicht automatisch bei sexuellen Aktivitäten. Die orgastische Potenz ist sehr störanfällig und von Mal zu Mal verschieden, mit anderen Worten ein dynamischer Prozess, der von vielen Einflüssen abhängig ist. Orgastische Potenz ist ein komplexer Vorgang, der auf den verschiedenen Ebenen – körperlich, psychisch, sozial und spirituell – entwickelt und geübt werden muss. Auch für die Lust gibt es kein erreichbares Ziel, sondern nur Wege, die sich durch den Grad der Beschwerlichkeit und des genussvollen Erlebens voneinander unterscheiden.

Orgastische Potenz ist an die Fähigkeit zur «Ladung» und zur «Entladung» gebunden. Bei der Ladung kann ein Partner sehr behilflich sein, bei der Entladung höchstens indirekt durch Bejahung, Zustimmung, Ermutigung. Insgesamt ist aber die Aussage zutreffend, dass man keinem den Orgasmus machen kann – er kann nur zugelassen werden. Die Möglichkeiten, einen Orgasmus zuzulassen, sind individuell sehr unterschiedlich ausgeprägt und von vielen Faktoren abhängig: wie die innere Verfassung ist, welche Voraussetzungen und wie viel Zeit man braucht, was bei den sexuellen Aktivitäten und in der Beziehung als hilfreich oder störend empfunden wird und welche äußeren Bedingungen förderlich oder hinderlich sind – das alles ist ständig im Fluss und muss reflektiert und kommuniziert werden. Nicht selten gelingt ein gutes sexuelles Zusammenspiel erst nach ein bis zwei Jahren einer Partnerschaft, möglicherweise aber auch gar nicht, nämlich dann, wenn Ängste, Schwierigkeiten, Wünsche und Besonderheiten nicht mitgeteilt, berücksichtigt oder – so notwendig – durch Therapie aufgelöst werden.

Die Arbeit an der «orgastischen Potenz» ist eine lebenslange Herausforderung und für den Lebensgenuss und die Gesunderhaltung von höchstem Wert.

6. Hinweise zur Verbesserung des Lusterlebens

Es gibt eine Unmenge an Informationen über sexuelle Techniken und Stellungen sowie ein riesiges Angebot an allerlei mehr oder weniger hilfreichen Sexspielzeugen. Dabei werden die *Wege zur Lust* regelmäßig vernachlässigt oder vergessen.

Im Hinblick auf das ganzheitliche, dynamische Geschehen der Lust gibt es keine einfachen Ratschläge, deren Befolgung eine Lustverbesserung garantieren könnte. Ich gebe jetzt dennoch Hinweise, auf die man in seiner Arbeit an der Lust achten kann, nicht mit der Erwartung unmittelbarer Erfolge, aber im Sinne von Wegweisern bzw. auch mit dem Ziel, Störungen und Behinderungen zu erkennen, an denen sich dann gezielt arbeiten lässt.

Was kann das Lusterleben verbessern?

Körperlich:
- tiefe ruhige Atmung;
- freie Beckenbewegung;
- Ton geben;
- den Körper an Händen und Füßen «einspannen» oder abstützen;
- Klitoris- und G-Punkt-Stimulation;
- Entladung aufgestauter Gefühle aus muskulären Verspannungen vor dem Sex.

Psychisch:
- Konzentration der Wahrnehmung auf die Genitalien und die sexuelle Aktivität;

- Wahrnehmung und Klärung vorhandener Ängste, Kränkungen, Sorgen, von Schuld- und Schamkonflikten (unmittelbar vor dem Sex oder allgemein bei lange bestehenden innerseelischen Konflikten);
- Erfassung der psychischen Bedeutung von «Aufladen» – «Halten» – «Loslassen».

Sozial:
- Kommunikation und Klärung entstehender Partnerkonflikte;
- Kommunikation und Verhandeln von Wünschen, Bedürfnissen, Ängsten und Schwierigkeiten, um die Empfindung von Zuneigung und Vertrauen zu ermöglichen («strömende Herzen»).

Spirituell:
- Bewältigung von Schuld- und Schamkonflikten;
- Annahme und Bewahrung einer natürlichen Lebensform und der Demut vor einer höheren Macht, in die man eingebunden und von der man gehalten und auch geführt wird.

Die Realität der Sexualität erfährt man nicht aus Büchern, nicht aus den Erzählungen anderer und schon gar nicht aus medialen Darstellungen. Pornographie ist von der sexuellen Realität sehr weit entfernt, was vor allem für junge Menschen – Sexualanfänger – ein belastendes Problem sein kann, weil sie ein völlig falsches Bild vermittelt bekommen. Sexualität und Beziehung lernt man vor allem durch Erfahrung. Reife erlangt man in der Sexualität jedoch nicht nur durch Erfahrung, sondern vor allem auch durch den vertraulichen Austausch über das sexuelle und emotionale Geschehen mit dem Sexualpartner.

Mit einer «Lustschule» lassen sich wesentliche Grundlagen für ein gesundes Leben, für befriedigende Beziehungen
und soziale Gerechtigkeit legen. Gegenstand und Inhalt
einer «Lustschule» müssen sein:

- die Qualität der Kinderbetreuung;
- der natürliche Umgang mit Gefühlen;
- Sexualkunde;
- eine Beziehungskultur, in der Übertragungen aus früher
  psychosozialer Not erkannt und zurückgenommen werden können;
- schließlich die gesellschaftliche (politische, religiöse, kulturelle) Förderung eines reflektierten und aktiven Sexuallebens.